Dayana Bra Vera
Zulma Díaz Hernández
Barbara Rodríguez de León

Pulpitis reversible aguda serosa transitoria

Dayana Bra Vera
Zulma Díaz Hernández
Barbara Rodríguez de León

Pulpitis reversible aguda serosa transitoria

Evolución del tratamiento con eugenol como sedante pulpar hasta las 96 horas.

Editorial Académica Española

Publisher:
Editorial Académica Española
is a trademark of
Dodo Books Indian Ocean Ltd. and OmniScriptum S.R.L publishing group

120 High Road, East Finchley, London, N2 9ED, United Kingdom
Str. Armeneasca 28/1, office 1, Chisinau MD-2012, Republic of Moldova, Europe
Printed at: see last page
ISBN: 978-613-9-44136-5

Resumen:

Las patologías pulpares constituyen la mayoría de las urgencias clínicas estomatológicas y de ser tratadas oportunamente disminuyen la mortalidad dentaria.Elobjetivo generalfue determinar la evolución del tratamiento de la pulpitis reversible aguda serosa transitoria (estadío incipiente) prolongando el uso de eugenol como sedante pulpar hasta las 96 horas. Metodología:Se realizó un estudio observacional descriptivo prospectivo de corte longitudinal.La investigacióntuvo lugar en el Departamento Estomatológico del Policlínico Docente Manuel "Piti" Fajardo a partir de marzo de 2022 a febrero de 2023.La población está constituida por todos los pacientes que acudieron al servicio estomatológico del Policlínico Docente Universitario Manuel "Piti" Fajardo durante el período de marzo de 2022 a febrero de 2023 con pulpitis irreversible aguda serosa (estadío incipiente), que pasadas 48 horas de la sedación pulpar no lograron una evolución favorable al tratamiento en las edades comprendidas de 16 a 35 años y que dieron su consentimiento informado de participar en el estudio.Para la obtención de la muestra se realizó un muestreo intencional por criterios quedando constituida por 32 pacientes. Resultados:En el estudio realizado se observó que el grupo etario más afectado por la pulpitis aguda serosa transitoria (estadío incipiente) fue el de 21 a 25 y de 26 a 30 años y el sexo fue más afectado fue el femenino. Conclusiones: La evolución del tratamiento se consideró favorable cuando a las 96 horas de aplicado el tratamiento la sintomatología remitió en su totalidad. Del total de pacientes, la mayoría tuvo una evolución favorable al tratamiento. Palabras clave: evolución, pulpitis, tratamiento.

<u>Índice:</u>

<u>Introducción:</u>

Existen varias patologías pulpares agudas consideradas reversibles, que, si son diagnosticadas y tratadas correctamente, con el uso de los tratamientos conservadores puede evitarse la pérdida de los dientes, objetivo fundamental del estomatólogo.[1]

La mayoría de los autores concuerdan en que la causa más frecuente de las lesiones pulpares es la invasión bacteriana; los microorganismos y sus productos pueden llegar a la pulpa tanto por una solución de continuidad en la dentina, caries, exposición accidental, como por propagación de una infección gingival o por la corriente sanguínea. Si bien es difícil demostrar esta última vía, ciertas pruebas experimentales apoyan este factor etiológico (efecto anacorético).[2]

Robinson y Boling[3] hablaron de la pulpitis por anacoresis y explicaban que las bacterias pueden circular a través del torrente sanguíneo y colonizar o acumularse en sitios de inflamacióncomo en la inflamación pulpar, por ejemplo, producida por un irritante físico o mecánico y esta podría ser una de las explicaciones de la necrosis pulpar luego de un traumatismo (irritante físico). [2]

Branström y Lind[4], entre otros, informaron que los cambios en la pulpa se pueden presentar incluso ante la presencia de caries incipiente representada por la desmineralización limitada al esmalte, que aparece como manchas blancas sin que haya una cavidad real.También puede haber invasión bacteriana a través de la fractura de un diente que expone a la pulpa a los líquidos bucales y a los microorganismos. [4]

Kakehashi y Cols. (1965)[5] confirmaron la importancia de los microorganismos en la etiología de las patologías pulpares, en la cual concluyeron que sin la presencia de microorganismos no se desarrollan patologías pulpares o periapicales. [5]

Según Lasala A [6], existen dos problemas desde hace varias décadas que nos permiten llegar a un acuerdo sobre el conocimiento de la patología pulpar, el cual es importante para la planificación de una terapéutica racional. El primero de estos es la casi imposibilidad de conocer y diagnosticar la lesión histopatológica. El odontólogo recopila los datos clínicos y radiográficos y luego, de una forma metódica y ordenada, puede llegar a un diagnóstico anatomopatológico, pero por desgracia, en la mayor parte de los casos no existe una correlación entre los hallazgos clínicos y los hallazgos histopatológicos, lo que significa una frustración en el deseo de conocer con detalle el trastorno pulpar: "objetivo básico para planificar un tratamiento".El segundo problema es de índole semántica, ya que las distintas terminologías y clasificaciones publicadas por los investigadores, muy razonadas y de gran valor científico sin duda, han provocado controversias y disidencias, sin facilitar en ningún momento su aplicación clínica y asistencial, objetivo este que debería ser primordial en la elaboración de una clasificación o de una terminología. [6]

Varios investigadores como Mitchell y Tarplee, Baume y Fiore-Donno, Pheulpin y Cols., Seltzer y Bender, Hess, entre otros citados por Lasala[6,7] están de acuerdo en que las clasificaciones netamente histopatológicas son importantes en la investigación científica, pero para la práctica profesional, para ayudar en la decisión de un plan de tratamiento acertado debe preferirse una clasificación clínica o terapéutica y en cuanto a esto ha habido bastante controversia, incluso a través de los años numerosos autores han propuesto diversas clasificaciones de patología pulpar. [6,7]

A nivel mundial, los diagnósticos pulpares más frecuentemente hallados corresponden a pulpitis aguda, su comportamiento presenta variaciones entre países porque influyen factores como: sistema de salud existente, cultura, hábitos de alimentación, economía y medio ambiente.[8]

En México en el año 2016, Mendiburu et al[9] realizó un estudio en la Facultad de Odontología de la Universidad Autónoma de Yucatán, reportando que 63% tuvieron enfermedad pulpar. [9]

La pulpitis además de ser el segundo lugar entre las enfermedades más comunes de la cavidad bucal representa el 40.28% de las urgencias odontológicas según un estudio de la universidad de Zulia y el instituto de investigaciones de la facultad de odontología de Venezuela 2017.[10]

Nalliah et al.[11], 2018 efectuó un estudio para determinar prevalencia de visitas en los Departamento de Emergencia hospitalarias, atribuidas a las enfermedades pulpares en los Estados Unidos en 2018. Concluyendo que un total de 403.149 visitas al departamento de emergencias tenía un código de diagnóstico primario para enfermedades pulpares. La edad promedio fue de 32 años. [11]

Flores Cango, 2017[12], en un estudio realizado en Ecuador de 237 casos el 32% sufrió patologías pulpares irreversibles y en otro realizado en el Centro de Salud de Uayma, Yucatán, México [12] de 100 casos el 67% sufrió esta patología. [12]

Entre enero de 2017 y julio de 2018 en Las Tunas, Cuba se realizó un estudio en 1764 pacientes que presentaron pulpitis irreversible ocasionada por caries dental. Los grupos etarios más afectados fueron el de 25 a 34 años, con 41,2 %, y de 35 a 59 años, con 39,6 %.[15]

León [13], llevó a cabo un estudio acerca de la caracterización de las patologías pulpares, cuya muestra fue conformada por 222 pacientes realizada en la ciudad de Cienfuegos, se aplicó un formulario que incluyó las variables de edad y sexo, grupos de dientes, teniendo como resultados que sin la predilección de sexo y grupo de edad más afectado fue de 35 a 59 años, los grupos dentarios más afectados fueron los molares inferiores seguido por los molares superiores. El 72.9% de estas patologías estuvo causada por caries dental. [13]

Parejo, García, Montoro, Herrero, Mayán[14], realizaron un estudio en La Habana donde 162 estudiantes se diagnosticaron con esta patología.

Existe en el municipio de Santo Domingo un número muy elevado de pacientes con patologías pulpares agudas las cuales por desconocimiento, en algunos casos, y en otros por falta de recursos hacen que los estomatólogos realicen tratamientos invasivos y de extracción en dientes que pueden ser tratados de una manera conservadora, por lo que con el desarrollo de este trabajo se pretende disminuir la mortalidad dentaria y, por tanto, reducir el número de pacientes que necesitan del tratamiento protésico.

A pesar de ser tan común esta patología no existe la evidencia de trabajos investigativos anteriores con respecto a este tema en el municipio.

Por todo lo expuesto anteriormente se planteará el siguiente problema científico:

¿Cuál será la evolución del tratamiento de la pulpitis reversible aguda serosa transitoria (estadío incipiente) prolongando el uso de eugenol como sedante pulpar hasta las 96 horas en los pacientes que acudan al servicio estomatológico del Policlínico Docente Universitario Manuel "Piti" Fajardo durante el período de marzo de 2022 a febrero de 2023 con dicha patología y que pasadas 48 horas de la sedación pulpar no logren una evolución favorable al tratamiento?

<u>Objetivos:</u>

<u>Objetivo General:</u>

Determinar la evolución del tratamiento de la pulpitis reversible aguda serosa transitoria (estadío incipiente) prolongando el uso de eugenol como sedante pulpar hasta las 96 horas.

<u>Objetivos Específicos:</u>

1. Describir la muestra según edad y sexo.

2. Caracterizar la patología según variables clínicas de interés.

3. Establecer relación entre las variables clínicas de la patología pulpar y la evolución del tratamiento.

Marco teórico:

1. Pulpa

1.1 Embriología pulpar

La pulpa deriva de la cresta neural, las células de la cresta neural cefálica se originan en el ectodermo y migran a lo largo de la placa hacia los maxilares superior e inferior contribuyendo a la formación de los órganos dentales. Estos órganos dentales vecinos a la lámina experimentan actividad celular gracias a miles de células mesenquimatosas que proliferan al mismo tiempo en que se origina la papila dental. [16]

Entonces la pulpa es un tejido conectivo mesenquimatoso que deriva de la papila dental. Es en la sexta semana de gestación, en el ectodermo donde se da inicio a la formación dental. Cohen. Cada folículo dental inicia su proceso de diferenciación en tejidos específicos iniciando por la formación del futuro esmalte alrededor de la papila dental.[16]

Inicialmente se logrará observar una forma de herradura donde se depositan los futuros órganos dentales una vestibular y otro lingual, los cuales posteriormente maduraran formando las dos denticiones que conocemos. [16]

En la décima semana de gestación se puede evidenciar su formación en la etapa de casquete. La papila dental se encuentra rodeada por los dos órganos del esmalte y un tejido conectivo fibroso laxo conocido como el saco dentario. [16]

El órgano del esmalte es precursor del esmalte dental y de la papila dental derivan la dentina y la pulpa; razón por la cual se conoce al sistema pulpar como el órgano o complejo dentino-pulpar ya que comparten el mismo origen embrionario. [17]

El saco dental finalmente es el responsable de la formación del ligamento periodontal, mientras guía la formación radicular. [17]

Cuando se está formando la papila dental se observa una rica red de vasos capilares rodeados por un importante número de células y fibras de tejido conectivo. [17]

La papila dental influye en la diferenciación de tejidos ectodérmicos que forman el epitelio interno del esmalte en dirección a los ameloblastos. Por consiguiente, la actividad celular de los ameloblastos es estimulada por odontoblastos subyacentes que primeramente forman la dentina de las cúspides. [17]

Cuando los epitelios internos y externos del esmalte se fusionan formando la vaina epitelial de Hertwing invaginándose dentro del tejido conectivo subyacente determinando de esta forma la futura unión amelocementaria. En algún momento la vaina epitelial de Hertwing se desintegrará hacia el saco dental para estimular a células del tejido conectivo para que se diferencien en cementoblastos que se depositaran entonces en la superficie externa de la dentina también en creación para iniciar el proceso de formación radicular. Así que también existirá una unión cemento dentina. Cuando la vaina epitelial no logra desprenderse de los órganos del esmalte y aun se invagina dentro del conectivo se forman perlas de esmalte sobre la superficie radicular. [18]

Los primeros signos de formación de dentina coinciden con la primera maduración de la pulpa conformada entonces por células, un medio extracelular de colágeno y sustancia fundamental. Es en este momento primario de maduración donde también se evidencian los primeros vasos y nervios simpáticos que serán el futuro paquete vasculonervioso. Poco tiempo después cuando la raíz se encuentra en periodo de formación se desarrollan nervios sensoriales lo que explica porque algunos dientes temporales o permanentes recién erupcionados no tienen alta sensibilidad y podrían variar la respuesta de algunas pruebas endodónticas.[17]

Formada la predentina por los odontoblastos se forma la pulpa dental propiamente dicha y coincide con la secreción de esmalte por parte del ameloblasto. [18]

A medida que proliferan y maduran las células de la pulpa se realiza la erupción dental estimulando la formación radicular. Mientras las raíces se están formando la vaina radicular se mantiene fija permitiendo así la morfología radicular. Si se interrumpe por la abrupta presencia de un vaso o paquete se formará entonces un canal diferente al original. Sin embargo y por codificación genética la vaina sufre divisiones que llevaran a formación de más raíces. [17]

Mientras los odontoblastos forman dentina radicular la vaina radicular es interrumpida por células de tejido conectivo del saco dentario y se diferencian los cementoblastos que recubrirán la futura raíz. Luego el cemento deriva del saco dentario. Si algunas células de la vaina radicular permanecen en el futuro ligamento periodontal se denominarán restos epiteliales de Mallasez quienes serán precursores de lesiones inflamatorias periapicales o formadoras de neoplasias o quistes radiculares. [16]

Cuando se forman dos o más raíces, prácticamente la vaina radicular es interrumpida por un diafragma horizontal cervical. [16]

Otros canales laterales se forman cuando la vaina epitelial es interrumpida por fibras del ligamento periodontal durante su inserción. También la desintegración abrupta de la vaina epitelial produce la formación de canales accesorios. [17]

El agujero apical o foramen apical mayor se forma por codificación genética cuando cesa la proliferación epitelial y el incremento radicular se detiene en relación con la finalización del proceso de erupción. Esta detención es precedida por la proliferación de cementoblastos que se invaginan en el canal dentinario principal. [18]

Recordemos que la erupción dental y formación apical es mucho más tempranas en mujeres que en hombres. Cuando la terapia endodóntica directa o indirecta se realiza sobre pulpas incompletamente formadas, los pronósticos mejoraran gracias a la irrigación abundante y a la gran actividad celular presente en la zona. La formación de la pulpa y de los tejidos de sostén tienen la misma maduración y en tiempos similares. [16,17].

Durante el desarrollo dental pueden ocurrir múltiples alteraciones genéticas que dan origen a malformaciones en los tres órganos fundamentales del diente. Estas alteraciones van desde disminución o aumento en el número de dientes, así como alteraciones morfológicas como amilogénesis imperfecta, hipoplasias de esmalte, hipocalcificaciones, displasia dentinaria, invaginaciones dentales, taurodontismo, displasia ectodérmica, síndrome trico dento óseo, displasias pulpares, odontodisplasia regional, hipofosfatasia, hipofosfatemia hereditaria familiar y porfiria congénita. [17,18]

Adicional a estas alteraciones están las interacciones con medicamentos que influyen en las etapas de mineralización de tejidos debido a la gran afinidad de algunos componentes de los medicamentos con el ion calcio, como el caso de las tetraciclinas por la formación del complejo tetraciclina calcio ortofosfato que resulta en una decoloración oscura en forma de bandas sobre las superficies dentales. La semana 26 es donde más sensible a estos medicamentos es el feto, y entre los 2 meses y 2 años de edad los dientes se pueden pigmentar y tornar hipoplásicos. [17]

El consumo de hormonas endocrinas altera la formación radicular así que se sugiere evitar su consumo mientras los dientes se encuentran en este periodo. Por favor consulte sobre los tiempos de erupción, formación radicular y formación apical según la edad y sexo. [16]

La radiación es otro factor que influye en la formación dental pero directamente dependiente de la intensidad y duración de la exposición al tratamiento de radioterapia.[17]

1.2 Histología de la pulpa

La pulpa dental es un tejido conectivo que soporta una serie de estructuras vitales para su sobrevivencia. Ella está compuesta por una matriz de colágeno dispuesta en forma de fibras que se entrelazan suspendida en una sustancia rica en proteínas de consistencia gelatinosa que permite el transporte de nutrientes dando como resultado un tejido conectivo laxo y resistente con la capacidad de distencionarse, pero inmerso en una cavidad no extensible denominada cavidad pulpar. [18]

Esta cavidad pulpar se encuentra ubicada en el interior del diente y bien diferenciada dentro de la corona denominándose cámara pulpar y dentro de las raíces denominada canal o conducto. [18]

La periferia de la pulpa dental es la zona critica desde el punto de vista endodóntico, puesto que es la zona más rica en células con capacidad de diferenciarse, bajo ella una zona pobre en células y más internamente la pulpa propiamente dicha rica en fibras comportándose como el esqueleto de la misma.Esta zona rica en células y ubicada periféricamente en intimo contacto con la dentina subyacente está formada por odontoblastos organizados en empalizada adheridos a la predentina que es una malla de dentina aun no mineralizada. [17,18]

Del odontoblasto periférico se desprende una prolongación citoplasmática que atraviesa la predentina y que ingresa al túbulo dentinario. Este túbulo dentinario se encuentra rodeado por dentina extratubular y a su vez por una dentina intertubular que conecta los túbulos entre sí. Igualmente existe una dentina que recubre internamente los túbulos denominada dentina intratubular. Todos estos tipos de dentina tubular tienen características que los diferencian. Dentro del túbulo viaja la prolongación del odontoblasto rodeada por un líquido intertubular que la mantiene en suspensión y que ocupa un tercio de la extensión real del túbulo; los dos tercios restantes solamente contienen líquido. [17,18]

Los odontoblastos son los responsables de la formación de pulpa y todos los tipos de dentina ya sean embrionaria o post embrionaria. [18]

La economía celular de la pulpa involucra no solamente odontoblastos sino también fibroblastos, estos últimos responsables de la formación de fibras colágenas y de igual forma, pueden diferenciarse en otro tipo de células mediante estímulos externos o envejecimiento. Otro tipo de células también están presentes, como son las células de defensa del sistema inmunológico como macrófagos, linfocitos, leucocitos y polimorfonucleares; células plasmáticas y mastocitos harán parte de la economía celular durante procesos inflamatorios. En consecuencia, los odontoblastos también se pueden diferenciar en odontoclastos. [18]

En resumen, el complejo dentino-pulpar está representado por la dentina ya mineralizada, una predentina menos compleja y compacta que la dentina, una zona o capa odontoblástica rica en este tipo de células, una zona o capa subodontoblástica no rica en células y la pulpa propiamente dicha rica en fibras y elementos vasculares.[18]

<u>Zona de pulpa periférica</u>

- Adyacente a la dentina calcificada y junto a la predentina, en ella se encuentran células odontoblásticas, dentro de ella se encuentra capa subodontoblástica denominada zona libre de células de Weil. (es un área de movilización y reemplazo de los odontoblastos). [19]

<u>Zona pulpar central</u>

- Las principales células son los fibroblastos, los principales componentes extracelulares son la sustancia fundamental y el colágeno. [19]

<u>Fibroblastos</u>

- Son las principales células de la pulpa. Sintetizan y secretan la mayor parte de los componentes extracelulares, (el colágeno y la sustancia fundamental), y eliminan el exceso de colágeno o participan en su recambio en la pulpa, mediante la resorción de fibras de colágeno (mediante la acción de enzimas lisosómicas, que digieren los componentes del colágeno). [19]

<u>Odontoblasto</u>

- Es la célula responsable de la dentinogénesis, se encuentra en la periferia de la pulpa. Su principal función es la producción de dentina. Se originan en las células mesenquimatosas periféricas de la papila dental. [19]

<u>Células de defensa y otras células</u>

- Encontramos células de defensa como histiocitos, macrófagos, leucocitos polimorfonucleares, linfocitos.Los histiocitos y macrófagos, eliminan bacterias y cuerpos extraños. Los leucocitos participan en la inflamación pulpar. Los linfocitos participan en la formación de lesiones y reacciones inmunitarias. [19]

<u>Elementos estructurales y extraestructurales</u>

- Compuestos por fibras y sustancia fundamental. [18]

<u>Fibras</u>

- Forman una estructura reticular laxa, para sostener otros elementos estructurales de la pulpa.[18]

11

- Las fibras que se encuentran en la pulpa son principalmente de colágeno tipo I y tipoIII.[18]

Sustancia fundamental

- Es una masa amorfa en forma de gel, formado principalmente por complejos de proteínas, carbohidratos, agua, lipopolisacáridos y proteínas. [18]

- La sustancia fundamental rodea y da apoyo a las estructuras y constituye el medio a través del cual los metabolitos y productos de desecho son transportados desde las células hacia los vasos. [18]

Riego sanguíneo pulpar

- La principal función de la microcirculación es la del transporte de los nutrientes y de los productos de desechos desde y hacia los tejidos. [19]

- En el ápice y extendiéndose a través de la pulpa central, una o más arteriolas se ramifican en arteriolas terminales, las cuales se extienden hacia la capa odontoblástica donde forman el plexo capilar.[19]

- En el ápice, múltiples vénulas salen de la pulpa, dichas vénulas se comunican con vasos sanguíneos que drenan el ligamento periodontal o el hueso alveolar adyacente.[19]

1.3 Fisiología pulpar

La pulpa durante toda la vida cumple un rol importante porque tiene a su cargo 4 funciones importantes. [20]

Formativa

Una vez formada la pulpa en el mesodermo a través de la papila dental, ella se encuentra con el epitelio interno del esmalte proveniente del ectodermo, activan los odontoblastos subyacentes y de inicia el proceso de formación de la dentina que forma la corona y posteriormente la raíz o raíces. La dentina se forma durante toda la vida en diferentes momentos y con características diferentes. Por ejemplo, la dentina evolutiva es la primera dentina que se forma. Luego se forma una dentina inicial, ortodentina o dentina primaria; esta dentina es tubular y un poco desorganizada por que los odontoblastos no se encuentran organizados. Luego encontramos la dentina del manto que es aquella en contacto íntimo con el esmalte y cemento. A medida que la dentina se forma en dirección central disminuye el número de túbulos dentinarios gracias a las múltiples fuerzas sufridas. Este tipo de dentina se conoce como funcional, o secundaria porque tiene más relación con estímulos; también se conoce como dentina circumpulpar y corresponde a la mayor masa de dentina bajo el manto. [20]

Si los estímulos externos son intensos, se forma una dentina atípica producto de procedimientos operatorios, abrasivos, ácidos, caries, erosivos, etc. Es una especie de dentina cicatrizal en compensación de la dentina perdida por el estímulo externo. Este tipo de dentina es terciaria, reparativa, irregular o defensiva. Langerland[20] ha propuesto denominarla dentina irritacional. Esta dentina no tiene mucha sensibilidad ya que se interrumpe la dirección del túbulo y la dirección de la prolongación del odontoblasto. [20]

Un trauma de grado mayor podría obliterar la luz de los túbulos dentinarios como forma de defensa. Esta dentina es mejor conocida como dentina traumática y su densidad es tal que se ve más densa y amarillenta. A tal grado de agregación de tejido ocurre y se condensa atrapando matriz y celular que se conoce como osteodentina. Algunos autores opinan que hasta los fibroblastos contribuyen con la formación de esta dentina, aunque no sea su función.[20]

<u>Nutritiva</u>

La pulpa mantiene viva la dentina aportando constantemente nutrientes y oxígeno a los odontoblastos y sus prolongaciones. Además de proveer fluido constante a los túbulos dentinarios. Esta función nutritiva proviene del plexo capilar subodontoblástica en la periferia de la pulpa. El paquete vasculonervioso ingresa por un foramen de 0.1mm de diámetro para arborizarse en la parte más ancha de la pulpa en la cámara que puede ser de 2-5mm. Formando un paquete de vénulas, arteriolas, linfáticos y terminaciones nerviosas sensoriales. [20, 21]

<u>Sensitiva</u>

Todo tejido conjuntivo y la pulpa no es la excepción requiere de un aporte neurológico que proporcione a esta función dos características, el control vasomotor y defensa. El control vasomotor gobierna la capacidad de dilatación o contracción del musculo del vaso sanguíneo regulando así el volumen sanguíneo y la presión intrapulpar. Esto permite al sistema nervioso central reconocer un agente agresor e iniciar una respuesta defensiva antes de que se inicie un proceso irreversible, controlando las contracciones y vasodilataciones a través de líneas aferentes y eferentes. Sin embargo, estas respuestas sensitivas son multidependientes del individuo y tienen relación con la intensidad, sexo, emociones, motivaciones, personalidad, carácter, experiencias pasadas, interpretación del dolor, etc. [21]

Las neuronas aferentes de la pulpa provienen y se dirigen en relación al V par craneal, ósea el trigémino, llevando el impulso al tálamo donde se hace consciente y de allí a la corteza cerebral donde se inicia la respuesta. Recordemos que una gran parte de las fibras nerviosas de la pulpa son tipo C amielínicas y requieren como cualquier fibra nerviosa una despolarización para iniciar la respuesta dolorosa. Finalmente, la respuesta llega a un grupo de fibras nerviosas ubicadas en la zona celular de la pulpa conocido como plexo de Raschkow[21] tipo A – delta mielínicas y las ya conocidas C amielínicas. Estas fibras nerviosas ingresan a los túbulos no más de un tercio en dirección coronal lo que explicaría la discrepancia en la percepción del dolor de algunos pacientes. [21]

<u>Defensiva</u>

Toda respuesta de la pulpa ante un agresor deriva en una respuesta dolorosa, acompañada de vasodilatación e inflamación que recluta células del sistema inmunológico que proporcionan un sistema de respuesta celular.[21]

<u>2. Dolorbucodental</u>

Evocando el término definido por la Asociación Internacional para el Estudio del Dolor, podría definirse como una experiencia sensorial y emocional desagradable, relacionada con daño real o aparente de los tejidos bucofaciales y descrito como si este daño se hubiera producido. [22]

2.1 Causas frecuentes de dolor bucodental.

Tienen diferentes orígenes, pueden ser por lesiones de tipos infecciosas, traumáticas, autoinmunes, carenciales y no pocas veces tumorales. [22]

- Lesiones de tipo infecciosas: son producidas por bacterias, virus u hongos causantes de gingivitis, estomatitis, pericoronaritis, alveolitis, pulpitis, periodontitis, abscesos dentoalveolares y ulceraciones de diversa índole. [22]

- Lesiones traumáticas: de tipo accidental como los traumatismos, mecánicos o aquellos que son consecuencia de intervenciones estomatológicas de tipo invasivo, tales como exodoncias, prótesis o cirugía bucal diversa. [22]

- Lesiones autoinmunitarias: son menos frecuentes, generalmente comprometen todo el cuerpo, pero tienen repercusión en la cavidad bucal como la esclerodermia, que causa retracciones gingivales, o la dermatomucomiositis, que provoca queilitis retráctil y lesiones subgingivales. [22]

- Lesiones de tipo carenciales: avitaminosis principalmente por deficiencia de vitamina E y del complejo B, que predisponen a lesiones inflamatorias e infecciones. Existe otro tipo de dolor no inflamatorio relacionado con las filtraciones de líquidos en los túbulos dentinales de diversas sustancias, como la glucosa hipertónica o líquidos fríos (dolor dentinal)[22]

2.2 Clasificación del dolor bucodental

Coexisten muchas clasificaciones que atienden a diversos criterios, entre los cuales figuran: calidad de la sensación, lugar del daño tisular, velocidad de propagación del impulso nervioso, entre otros. La clasificación más utilizada es la referida a la localización del receptor (dolor somático o visceral) y a la velocidad de la transmisión de la señal dolorosa a través de las vías de la nocicepción (dolor rápido o lento). [23]

El origen del dolor bucodental está relacionado con la estructura afectada; puede ser provocado por las noxas que producen inflamación (infecciones, traumatismos, manipulaciones estomatológicas, afecciones autoinmunes y carenciales) y afectan diferentes tejidos. [23]

De hecho, el somático es aquel que se produce cuando se afectan estructuras como los tejidos gingivales y subgingivales, las estructuras óseas de los maxilares, así como los vasos sanguíneos. El originado en estas estructuras es captado por los nociceptores que detectan el daño. [23]

Por otra parte, el de tipo neuropático es aquel que surge por lesión directa de las estructuras nerviosas (troncos y fibras nerviosas). Por ejemplo, el dolor dentinal, originado por la circulación de líquidos hipertónicos o muy fríos por los túbulos dentinales. Inervando dichos túbulos se encuentra las fibras nerviosas nociceptoras de tipo A-delta, las que detectan el fluido dentro de ellos; así se inicia el proceso de dolor. No obstante, lesiones inflamatorias de la pulpa dentaria también tienen un componente neuropático, puesto que comprometen las fibras sensitivas que se encuentran en ella; igualmente es típica la neuralgia del trigémino, que es atendida por la Neurología. [23]

Existe también el denominado dolor visceral, que se origina en las cápsulas de las vísceras sólidas (riñones, hígado) y en las huecas, ya sea porque se distienden o contraen exageradamente (estómago e intestinos). Igualmente, la lesión de las glándulas salivales puede producir este tipo de dolor. [23]

2.3Mecanismos bioquímicos y fisiológicos implicados en el origen de la señal dolorosa bucodental.

En el dolor bucodental por inflamación se representa un típico mecanismo de retroalimentación positiva; el estímulo nociceptivo sobre el tejido (pulpar, periodontal, entre otros) promueve la liberación de mediadores químicos de 2 orígenes: del plasma (bradicinina) y de las células lesionadas (prostaglandina E2 -PGE_2-). Ambas actúan sobre la terminación nerviosa, que se sensibiliza por la acción de la PGE_2; la bradicinina completa su excitación, produce en la fibra nociceptiva la generación de potenciales de acción y, por tanto, el dolor. [24]

Así, la terminación nerviosa no solo se excita, sino que tiene la capacidad de liberar neuropéptidos (sustancia P y péptido relacionado genéticamente con la calcitonina -PGRC-), los cuales actúan sobre las células cebadas que rodean los vasos sanguíneos y estas liberan de sus gránulos la histamina y las citocinas de sus membranas prostaglandinas; incrementan la vasodilatación, así como el aumento de la permeabilidad vascular. Además, aumentan el aporte de mediadores químicos frescos a la zona, promueven mayor activación de la fibra nerviosa y perpetúan la inflamación. [23]

Todos los eventos descritos son importantes para conocer que, en un acto quirúrgico, que implique tiempo prolongado y traumático, el nivel de mediadores químicos aumentará en el tejido comprometido y, por tanto, se incrementará el proceso inflamatorio, así como el dolor; aspecto que se debe tener en cuenta ante exodoncias traumáticas y prolongadas, o cualquier otro tratamiento de cirugía endobucal. [25]

2.4 Tiempo de duración del dolor bucodental, su intensidad y dimensiones.

Diferenciar el dolor bucodental de acuerdo con su duración es muy importante, pues contribuye al diagnóstico de la enfermedad de fondo (función biológica o de alerta del dolor) y consecuentemente al tipo de tratamiento que se aplicará. Se clasifica, según su tiempo de duración, en agudo (si dura menos de 3 meses) y crónico (si dura más de 3 meses). Su intensidad ha sido muy difícil de determinar, dado su fuerte componente subjetivo (por la referencia del paciente o mediante la utilización de alguna escala para medirla). [23]

Existen 3 niveles de intensidad del dolor:

- Dolor de intensidad leve: es aquel que independiente de su origen no compromete las actividades diarias de quien lo padece, se puede sobrellevar y el tratamiento es de demanda opcional; en la escala análoga del dolor es aquel que se encuentra por debajo de 4. [24]

- De intensidad moderada: demanda tratamiento inmediato, de no aliviarse puede interferir con las actividades diarias de quien lo padece y crear un estado de ansiedad moderada. [24]

- Dolor severo: interfiere claramente con las actividades del paciente, postra e inmoviliza, crea un estado de ansiedad extrema, por lo cual demanda tratamiento urgente. [24]

En el campo estomatológico se considera como causa de dolor de máxima intensidad o dolor severo, al producido por la cirugía para la extracción de terceros molares, que no solo es la más traumática y dolorosa, sino que puede ser más intensa horas después del procedimiento. Igualmente, severa pero menor que la referida a los terceros molares se considera aquella molestia producida por la extracción de raíces retenidas. Se acepta que los procedimientos que comprometen el tejido óseo son los de más severa intensidad, a diferencia de la cirugía de tejidos blandos o las extracciones simples que producen dolor moderado en su mayoría. [24]

Independiente de la duración del dolor o su origen tisular, la intensidad establece muchas veces la conducta terapéutica; es decir, indica si se debe usar un fármaco efectivo para el dolor leve o moderado u otro para el severo. Asimismo, debe tenerse en cuenta que la magnitud de la lesión no es siempre proporcional a la intensidad del dolor, puesto que pequeñas lesiones pueden causar dolor de severa intensidad. [24]

2.5 Teorías actuales sobre la percepción del dolor bucodental

No son conocidos en su totalidad los mecanismos que transmiten por la dentina estímulos térmicos, químicos, eléctricos o táctiles. Además, constituyen motivos de controversia, el hecho que ésta tenga inervación o que los odontoblastos sean transductores de impulsos nerviosos, así como el punto de vista tradicional que señala a la irritación dentinaria como único estimulante de los nociceptores. [25]

Se han postulado varías teorías sobre sensibilidad dentinaria:

- Estimulación nerviosa dentinaria (inervación de la dentina):El hecho de que la dentina esté inervada ha sido motivo de discusiones. Asimismo, estudios sobre inervación dental basados en tinción química de elementos nerviosos, son algo engañosos. De manera tradicional se han usado sales de plata para identificar la distribución de fibras nerviosas porque el tejido nervioso tiene afinidad por ella; sin embargo, también tiñen fibras colágenas y reticulares. [25]

- Teoría del receptor dentinario:se considera que los odontoblastos y sus prolongaciones funcionan como mecanismos dentinarios de recepción; por tanto, participan en el inicio y transmisión de estímulos sensitivos en la dentina; sin embargo, las uniones sinápticas, que resultan esenciales para la conducción nerviosa entre células nerviosas y prolongaciones odontoblásticas, no han sido plenamente identificadas. [25]

- Teoría hidrodinámica: en 1963 Brannstrom[25] planteó la hipótesis que el dolor dentinario y el desplazamiento odotontoblástico se relacionan. El líquido dentinario pulpar se expande y contrae en respuesta al estímulo. El contenido de túbulos dentinarios se desplaza a la pulpa o hacia afuera en respuesta a un estímulo determinado,porque los líquidos tienen mayor coeficiente de expansión que la dentina sólida. Hay rápido movimiento del líquido dentinario pulpar hacia afuera, por atracción capilar a través de aperturas de túbulos dentinarios expuestos. Así, estimulación térmica, raspado, preparación de cavidades y colocación de azúcar causan salida de líquido dentinario.[25]

<u>3. Enfermedades pulpares y periapicales</u>

3.1 Definición.

<u>Enfermedad pulpar</u>: Es la respuesta de la pulpa en presencia de un irritante, a la que se adapta primero y en la medida de la necesidad se opone, organizándose para resolver favorablemente la leve lesión o disfunción ocurrida por la agresión, si ésta es grave(como herida pulpar o caries muy profunda) la reacción pulpar es más violenta al no poder adaptarse a la nueva situación, intenta al menos una resistencia larga y pasiva hacia la cronicidad; si no lo consigue, se produce una rápida necrosis y aunque logre el estado crónico perece totalmente al cabo de cierto tiempo. [26]

<u>Enfermedad periapical</u>:Comprende las enfermedades inflamatorias y degenerativas delos tejidos que rodean al diente principalmente en la región apical. La enfermedad pulpar si no es atendida a tiempo o en forma adecuada se extiende a lo largo del conducto y llega a los tejidos periapicales a través del foramen. Este proceso puede ser de forma violenta, aguda, lenta y generalmente asintomática, constituyendo entonces proceso crónico.[26]

3.2 Epidemiología

La mayoría de las urgencias en nuestras clínicas estomatológicas se deben a patologías pulpares y periapicales, pues a pesar de las medidas profilácticas preventivas y curativas en función de la caries dental, ésta sigue siendo la enfermedad que se encuentra más diseminada en los seres humanos con una prevalencia promedio del 90 %. Su comportamiento varía entre los países influyendo el estilo de vida, el medio y el sistema de salud. [27]

Por lo tanto, hasta el presente la caries dental ha sido el factor etiológico más frecuente en la incidencia de la enfermedad pulpar, sin embargo, los traumatismos dentarios aumentan de manera considerable, y es posible que en el futuro se conviertan en el factor etiológico número uno de la pérdida de tejido pulpar.[27]

3.3 Clasificación de los Estados Pulpares y Periapicales.

Clasificación Histopatológica

La mayoría de los autores clasifican las enfermedades pulpares en inflamatorias o pulpitis, regresivas y degenerativas o pulposis y muerte pulpar o necrosis.

<u>Clasificación Patogénica de Inflamaciones Pulpares(Baume, Fiore Donno y Pheulpin y colaboradores)</u> [27]

- Inflamación aguda (pulpitis incipiente): Vasodilatación, estasis circulatoria, hemorragia intersticial, edema movilización intravascular de leucocitos.

- Inflamación aguda (pulpitis aguda): Diapedesis localizada de neutrófilos y eosinófilos, exudación serosa, microabscesos, fagocitosis.

- Inflamación crónica (pulpitis crónica): Infiltración difusa de linfocitos y plasmocitos, movilización de histiocitos y macrófagos, degeneración cálcica y fibrosa, formación de úlcera en el lugar de la exposición. [27]

- Inflamación por abscesos (pulpitis supurada): Microabsceso, encapsulación fibrosa, múltiples abscesos con necrosis por licuefacción, edema generalizado y exudación serosa, trombosis. [27]

- Necrobiosis aguda: Inflamación flemonosa difusa total, infección total, infección secundaria, gangrena. [27]

- Necrobiosis crónica: Infiltración plasmocitaria general, lisis hística con necrosis por licuefacción, vacuolas. [27]

<u>Clasificación Histopatológica de Inflamaciones Pulpares (Rebel 1954)</u>[28]

- Hiperemia preestática
- Pulpitis aguda
  - Pulpitis   serosa

Parcialmente circunscrita   Totalmente   difusa

  - Pulpitis purulenta

Abscedosa parcial circunscrita   Totalmente   difusa

- Pulpitis crónica

- Pulpitis cerrada

Crónica serosa   Crónica purulenta   Granulomatosa   interna

- Pulpitis abierta

Ulcerosa   Granulomatosa

- Necrosis infecciosa

- Necrosis gangrenosa

- Periodontitis apical

<u>Clasificación Anatómica de los Estados Pulpares (Seltzer y Bender 19)</u>[29]

- Pulpa intacta sin inflamación

- Pulpa atrófica (pulposis)

- Pulpitis aguda

- Pulpa intacta con células inflamatorias crónicas (etapa transitoria)

- Pulpitis crónica Parcial

  Con necrosis parcial por licuefacción

  Con necrosis parcial por coagulación

- Pulpitis Crónica total

- Necrosis pulpar total

<u>Clasificación Histopatológica de las Enfermedades Pulpares (Grossman 1965)</u>[30]

- Hiperemia

- Pulpitis

  Aguda serosa

  Aguda supurada

  Crónica ulcerosa

  Crónica hiperplásica

- Degeneraciones

  Cálcica

  Fibrosa

  Atrófica

Grasa

Reabsorción interna

- Necrosis o gangrena pulpar[30]

<u>Clasificación Clínica</u>

La clasificación clínica de la enfermedad pulpar se basa primordialmente en síntomas. No existe correlación clínica entre los encuentros histopatológicos y los síntomas existentes. El valor de la clasificación clínica reside en su uso en la clínica para determinar el cuidado adecuado y tratamiento, el pronóstico endodóntico y hasta las necesidades protésicas del diente. [30]

<u>Clasificación Clínica de la Facultad de Odontología de la Universidad Central de Venezuela basada en Baume y Fiore-Donno (1962)</u>[31]

- Clase I o Grado I: Pulpa Vital Asintomática; Pulpas asintomáticas, lesionadas o expuestas accidentalmente o cercanas a una caries profunda o cavidad profunda, pero susceptibles de ser protegidas por recubrimiento pulpar. [31]
- Clase II o Grado II: Pulpitis Reversible; Pulpas con síntomas clínicos dolorosos, pero susceptibles de una terapéutica conservadora por fármacos, recubrimiento pulpar o pulpotomía vital. [31]
- Clase III o Grado III: Pulpitis Irreversible; Pulpas con síntomas clínicos, en los que no está indicada una terapéutica conservadora, y debe hacerse la extirpación pulpar y la correspondiente obturación de conductos. [31]
- Clase IV o Grado IV: Pulpa necrótica sin periodontitis apical crónica; Pulpas necróticas con infección de la dentina radicular, que exigen una terapéutica antiséptica de conductos. [31]
- Clase V o Grado V: Pulpas necróticas con lesión periapical o periodontitis apical crónica. [31]

<u>Clasificación Clínica de Pumarola S. y Canalda S.basada enWalton y Torabinejad</u>[32]

- Pulpitis Reversible

Sintomática (Hiperemia Pulpar)

Asintomática

- Pulpitis Irreversible

Sintomática: Serosa o Purulenta

Asintomática: Ulcerosa o Hiperplásica

- Necrosis pulpar

<u>Clasificación Clínica de las Enfermedades Pulpares de Grossman (11ª edición)</u>[33]

Inflamación pulpar (pulpitis)

- Pulpitis reversible

Sintomática (aguda)

Asintomática (crónica)

- Pulpitis irreversible

Aguda

- anormalmente sensible al frío

- anormalmente sensible al calor

Crónica

- asintomática con exposición pulpar

- pulpitis hiperplásica

- resorción interna

- Degeneración pulpar

Cálcica (diagnóstico radiográfico)

Otras (diagnóstico histopatológico)

- Necrosis

<u>Clasificación Clínica de las Enfermedades Periapicales de Grossman (11ª edición)</u>[33]

Enfermedades agudas perirradiculares.

- Absceso alveolar agudo

- Periodontitis apical aguda

Vital

No vital

- Enfermedades crónicas perirradiculares con área de rarefacción

Absceso alveolar crónico

Granuloma

Quiste

Osteítis condensante

Resorción radicular externa

Clasificación Clínica de los Estados Pulpares y Periapicales [34]

- Pulpitis inicial (Pulpitis reversible).

Hiperemia pulpar.

Pulpitis transitoria.

- Pulpitis aguda irreversible.

Pulpitis serosa.

Pulpitis supurada

- Pulpitis crónica irreversible.

Ulcerosa.

Hiperplásica

- Reabsorciones patológicas de los dientes.

Reabsorciones externas

Reabsorciones internas

- Necrosis pulpar.

Degeneración de la pulpa

Calcificaciones.

- Procesos periapicales agudos.

Periodontitis apical

Absceso agudo.

- Procesos periapicales crónicos

Absceso crónico

Granuloma apical

Quiste apical.

<u>Clasificación Clínica de los Estados Pulpares y Periapicales[35]</u>

En nuestro país en la actualidad se ha decidido utilizar una clasificación fundamentada en la sintomatología clínica y el examen radiográfico con el fin de que resulte sencilla y práctica al diagnosticar y seleccionar la terapéutica adecuada.

- Pulpa vital asintomática.

- Hiperestesia dentinaria.

- Pulpa inflamada reversible.

- Pulpa inflamada degenerando a irreversible.

- Pulpa necrótica sin área de rarefacción apical.

- Pulpa necrótica con área de rarefacción apical.

<u>Clasificacion de las enfermedades pulpares y periapicales según Tobón e insertando la clasificacion histopatologica descrita por Álvarez Valls.[35]</u>

- Pulpa vital:

Estado reversible.

Estado irreversible.

- Pulpa no vital:

Estado crónico.

Estado agudo.

- Pulpa vital reversible:

Hiperemia pulpar.

Pulpitis aguda serosa transitoria(estadío incipiente).

- Pulpa vital irreversible:

Pulpitis aguda serosa (instalada).

Pulpitis aguda supurada.

Reabsorciones internas.

Pulpitis crónica granulomatosa y ulcerosa.

- Pulpa no vital crónica:

Absceso alveolar crónica.

Granuloma apical.

Quiste apical.

Necrosis pulpar.

- Pulpa no vital aguda:

Periodontitis apical.

Absceso alveolar agudo.

3.4 Diagnóstico y trtamiento de las enfermedes de la pulpa vital reversible e irreversible

<u>Hiperemia Pulpar.</u>

Estamos en presencia de una pulpitis inicial reversible cuando se altera la microcirculación en el tejido pulpar y aumenta la velocidad de la sangre circulante, cuando los síntomas y signos clínicos se corresponden con una hiperemia.Es un estado pre-inflamatorio que denota una congestión sanguínea y constituye una señal de alerta que indica que la resistencia de la pulpa ha alcanzado el límite máximo de tolerancia fisiológica, la respuesta dolorosa ocurrirá frente a los estímulos mecánicos, térmicos y eléctricos. Si en este momento, no se elimina la causa que ocasionó este estado y continua la irritación de la pulpa, pasará a una pulpitis irreversible.[36]

Diagnóstico clínico

Interrogatorio: a pacientes y familiares

Refiere: Dolor

Características del dolor:

- Sensación dolorosa a los cambios térmicos (frío y calor).

- Tiempo refractario de la sensación dolorosa es mínimo y ésta desaparece rápidamente al cesar el estímulo.

- No hay antecedentes de dolor espontáneo.[37]

Examen clínico:

- Evidencia de caries, recidiva u obturación defectuosa.

- Secuela de trauma.
- Cúspides agrietadas.
- Lesiones cervicales con dentina expuesta.
- Enfermedad periodontal.
- Disfunción oclusal.
- Bruxismo. [37]

Transiluminación:
- Translúcida. [38]

Pruebas eléctricas:
- Positiva.
- Sensibilidad aumentada. [38]

Pruebas térmicas:
- Positiva.
- Sensible al calor y al frío. [38]

Percusión:
- Negativa. [38]

Examen radiográfico:
- Solo es útil para detectar caries proximales si existen, ya que no se observan otras alteraciones radiográficas.[38]

Tratamiento:

Eliminar la causa:

Caries
- Caries grado II: Eliminar tejido carioso, protección del complejo dentino pulpar y obturación definitiva. [39]
- Caries grado III: Eliminar tejido carioso, protección del complejo dentino pulpar y obturación definitiva. [39]
- Caries grado IV: Eliminar tejido carioso, protección del complejo dentino pulpar, (recubrimiento pulpar directo con hidróxido de calcio) y obturación definitiva. [39]

Microfiltraciones: Retirar obturaciones, evaluar el tejido remanente, colocar base intermedia y obturación definitiva. [39]

Traumatismos: Protección del complejo dentino pulpar y obturación definitiva.Laserterapia: aplicación de láser en la cavidad después de retirar el tejido cariado, la obturación con filtración, o evaluado el diente traumatizado y aplicar en la proyección del ápice radicular.[39]

<u>Pulpitis aguda serosa transitoria(estadío incipiente).</u>

En esta fase aparece una reacción inflamatoria donde hay un mayor flujo sanguíneo, aumento del volumen de los vasos, seguido de mayor permeabilidad vascular, compatible con una pulpitis aguda, que se puede denominar transitoria, donde estableciendo un buen diagnóstico y una adecuada protección del complejo dentino-pulpar se puede devolver la normalidad a la pulpa.[40]

Diagnóstico clínico

Dolor transitorio de leve a moderado que puede aparecer espontáneo, sensación dolorosa a los cambios térmicos y otros estímulos que demora más tiempo que en la hiperemia para desaparecer, el dolor se alivia con analgésicos. [40]

Examen clínico:

- Se observan caries, obturaciones defectuosas y recidivas: La infección bacteriana a la pulpa es posible cuando están presentes. [40]

- Bruxismo: Es responsable de las lesiones que corresponden a la pulpitis reversible. Las fuerzas excesivas al chirriar los dientes provocan alteraciones pulpares. [40]

- Enfermedad periodontal: Hay infección pulpar muchas veces cuando tenemos enfermedad periodontal debido a los conductos accesorios que van del periodonto a la pulpa y viceversa. [40]

- Disfunción oclusal: Ocurren cambios fisiológicos en el tejido pulpar por desarmonías oclusales que crean fuerzas extremas en zonas determinadas del arco dentario.[41]

- Secuelas de trauma dentario: El impacto del trauma trae alteraciones relacionadas con la pulpitis reversible. En caso de existir fractura esta es una vía de infección bacteriana a través de los túbulos dentinario expuestos. [41]

Tratamientos operatoriosrealizados: Algunos procedimientos operatorios tienen una acción traumática sobre el tejido pulpar, ejemplo de estos la preparación de cavidad sin la debida refrigeración o afectaciones de dientes vecinos durante una extracción dentaria. [42]

Abrasión o atrición: Esta condición trae afectaciones sobre el tejido pulpar.

- Prueba eléctrica: hipersensibilidad.

- Prueba térmica: hipersensibilidad al frio.

- Percusión: negativa

- Examen radiográfico: solo pudiera detectarse caries proximal.[41]

Tratamiento:

Consiste primeramente en eliminar la causa, sedacin plpar y proteccion del complejo dentino-pulpar medinte sellado temporl con oxido de cinc y eugenol y posterior obturacion definitiva. Se aplican ademas, tecnicas de laserterapia, homeopatia, digitopuntura, auriculopuntura, sugestio e hipnosis. [43]

Pulpotomía.

De no remitir la sintomatología dolorosa con las terapéuticas anteriores se realizará una pulpectomía cameral o pulpotomía con el objetivo de mantener la pulpa de los conductos radiculares vitales, mediante la amputación coronal y la aplicación de un medicamento que desinfecte y fije el remanente pulpar sin desvitalizar el tejido. Esta técnica consiste en extirpar la totalidad de la pulpa coronal, y dejar intacto el tejido vital de los conductos radiculares, los muñones de la pulpa radicular amputada se cubren con un medicamento que propiciará la cicatrización o fijación del tejido más allá de la interfase apósito medicamentoso y muñón pulpar.[44]

Antes de decidir la aplicación de esta terapéutica será necesario evaluar los signos clínicos y la edad del paciente, debiendo cumplirse los siguientes requisitos:

- Sangramiento normal (Que no exceda 5 min).

- Características del tejido pulpar remanente (no licuefacción).

- Grado de destrucción coronaria, con posibilidad de restauración.

- Valoración del medicamento a utilizar según la edad. [44]

Indicaciones:

- Molares permanentes con signos de vitalidad pulpar.

- En dientes permanentes inmaduros.[45]

Técnica operatoria para la realización de la Pulpotomía:

- Radiografía periapical previa y diagnóstico.

- Anestesia del diente a tratar, nunca intrapulpar.

- Eliminar caries remanente.

- Aislamiento absoluto.

- Acceso cameral.

- Amputación y remoción de la pulpa cameral con fresa redonda # 5 o discoide (cucharilla con filo).

- Lavado con solución salina o agua destilada.

- Hemostasia con mota de algodón estéril.

- Laserterapia.

- Evitar detritus y excesiva presión sobre el tejido pulpar remanente.

- Selección del medicamento a utilizar para la protección pulpar:

  Hidróxido de calcio (molares permanentes jóvenes e incisivos traumatizados con ápices inmaduros).

  Formocresol diluido a la quinta parte por 5 minutos (molares permanentes en adultos).

  Otros como el glutaraldehído al 2 %, el sulfato férrico.

- Radiografía de comprobación.

- Colocación de base intermedia y restauración.

- Controles clínicos y radiográficos cada 3 meses hasta el año.[46]

<u>Pulpitis aguda serosa (instalada).</u>

En la fase inicial de la pulpitis aguda serosa, en el entorno de la microcirculación sanguínea continúan apareciendo cambios si esta enfermedad no es tratada a tiempo y como consecuencia del trasvasamiento de los líquidos plasmáticos, hay un aumento de la viscosidad de la sangre y una disminución de la velocidad de la corriente circulatoria, estableciéndose la dinámica de la inflamación y convirtiendo el cuadro clínico en una pulpitis irreversible.[47]

- Diagnóstico clínico: la sintomatología dolorosa se agrava con relación a la fase incipiente.

- Examen clínico: evidencia de caries, recidiva, obturación defectuosa, trauma dentario, tratamientos conservadores, abrasión, atrición, enfermedad periodontal, disfunción oclusal y bruxismo.

- Prueba eléctrica: hipersensibilidad.

- Prueba térmica: hipersensible al frío.

- Percusión: negativa.

- Examen radiográfico: solo se detectaría caries proximal.

- Tratamiento: una vez instalada y definida la irreversibilidad de la pulpa se procede a realizar la pulpotomía o el tratamiento pulporradicular. Se aplican, además, técnicasde laserterapia, acupuntura y homeopatía.[48]

<u>Pulpitis aguda supurada</u>

La pulpitis aguda serosa ya instalada puede evolucionar rápidamente dando un cuadro agudo purulento dependiendo de la resistencia y de la defensa del órganopulpar, así como del grado de virulencia bacteriana o de la irritación del agente patógeno.[49]

- Diagnóstico clínico: el dolor es espontáneo, de moderado a severo, pulsátil, constante, persistente, irradiado en los estadios iniciales y localizados en estadios avanzados, aumenta con los cambios posturales, aumenta con el calor y disminuye con el frío. [50]

- Examen clínico: evidencia de caries, recidiva, obturación defectuosa, trauma dentario, tratamientos conservadores, abrasión, atrición, enfermedad periodontal, disfunción oclusal y bruxismo.

- Prueba eléctrica: positiva, sensibilidad aumentada o disminuida en dependencia del daño pulpar. [51]
- Prueba térmica: mayor sensibilidad al calor que al frío.
- Percusión: negativa, puede ser positiva en periodos más avanzados de la afección.
- Examen radiográfico: solo se detectaría caries proximal o recidiva de caries.
- Tratamiento: pulporradicular en una sesión. Pulpotomía ante la imposibilidad de realizar el tratamiento pulporradicular como alternativa de tratamiento. Se aplican, además, técnicas de laserterapia, acupuntura y homeopatía.[52]

<u>Pulpitis crónica granulomatosa y ulcerada</u>

La pulpitis aguda puede evolucionar lentamente a una pulpitis crónica mediante una modificación de la relación entre el agente lesionante y el hospedero, donde el agente lesionante no muere, sino que solamente queda debilitado y la reacción exudativa aguda provoca una transición hacia el cuadro inflamatorio crónico y origina una pulpitis crónica hiperplásica o granulomatosa, el pólipo pulpar o a la pulpitis crónica ulcerada. Esta alteración pulpar generalmente se observa en pacientes jóvenes, como resultado de una irritación de baja intensidad y de larga duración sobre una pulpa capaz de resistir esta acción irritante.[53]

- Prueba térmica: aumento discreto a los cambios térmicos.
- Percusión: negativa.
- Examen radiográfico: lesión extensa de caries o fractura coronaria que se comunica con la cámara pulpar.
- Tratamiento: pulporradicular o biopulpectomía. Pulpotomía con hidróxido de calcio en dientes con incompleta formación radicular.[54]

<u>Reabsorciones radiculares internas</u>

Se entiende por reabsorción una condición asociada a un proceso fisiológico o patológico que provoca una pérdida de sustancia de un tejido, como dentina, cemento y hueso alveolar. La reabsorción interna se inicia en la cavidad pulpar. Cuando la reabsorción se origina en la corona del diente y llega al esmalte se puede ver una mancha rosada que se conoce como "diente rosa". Existe la reabsorción externa que se inicia en el periodonto y afecta la superficie externa del diente y existe la reabsorción idiopática provocada sin causa aparente. Este acápite enuncia la reabsorción interna que siempre ha constituido un misterio difícil de descifrar.[52]

- Diagnóstico clínico: transcurre asintomática, puede aparecer dolor en caso de perforación. [53]

- Examen clínico: caries, obturaciones profundas, exposición pulpar, secuela de trauma dentario, mancha de color rosada a nivel de la cámara pulpar. [53]

- Prueba eléctrica: sensibilidad disminuida. [53]

- Prueba térmica: sensibilidad disminuida. [53]

- Percusión: negativa[53]

- Examen radiográfico: imagen radiolúcida de aumento de tamaño en la cámara pulpar o conducto radicular de forma asimétrica.[53]

- Tratamiento: Pulporradicular y en ocasiones se requiere de cirugía periapical. Durante la preparación biomecánica se debe realizar abundante irrigación con hipoclorito de sodio al 5 % de gran poder bactericida, colocar cura medicamentosa de hidróxido de calcio químicamente puro asociado al paramonoclorofenol alcanforado, de esta forma se detiene el proceso de reabsorción y posteriormente obturar el conducto radicular preferentemente con gutapercha termoplástica. Se han obtenido buenos resultados aplicando láserterapia y tratamientos homeopáticos. [53]

4. Eugenol.

El Eugenol es un derivado fenólico conocido comúnmente como esencia de clavo, que también puede extraerse de pimienta, hojas de laurel, canela, alcanfor y otros aceites. Es de consistencia líquida y aceitosa, de color amarillo claro, con aroma característico, poco soluble en aguja y soluble en alcohol. El aceite de clavo ha sido utilizado desde el siglo XVI, hasta que Chisolm[55] en 1873, lo introdujo en la odontología y recomendó que se mezclara con óxido de zinc para formar una masilla de eugenolato de zinc y pudiera aplicarse directamente en las cavidades cariosas.Conforme evolucionó el conocimiento de las propiedades farmacológicas, su uso se hizo más común, específico y selectivo hasta la actualidad, en que es utilizado en diferentes áreas odontológicas con varios propósitos, principalmente para la supresión del dolor. El Eugenol es empleado en estomatología, a menudo mezclado con óxido de zinc, como material de obturación temporal, y es un componente de las preparaciones higiénicas orales. En ocasiones, es utilizado como saborizante. Igualmente ha sido utilizado como sedante pulpar, cementante provisional, apósito quirúrgico, obturador de conductos, anestésico tópico, protector dental, como desinfectante en la obturación de los conductos radiculares y en el revestimiento pulpar.[55]

4.1 Propiedades farmacológicas.
Liberación y difusión del Eugenol
Cuando el Eugenol se une al óxido de zinc, ocurre una reacción de quelación, formándose eugenolato de zinc (ZOE). Cuando se examina ultraestructuralmente, el cemento de ZOE consiste de granos de óxido de zinc embebidos en una matriz de eugenolato de zinc, cuyas unidades están unidas por fuerzas de Van der Waals y por la interacción entre partículas, lo que hace que el cemento sea mecánicamente débil. Cuando se expone a un medio acuoso como la saliva o el fluido dentinal, ocurre la hidrólisis del eugenolato de zinc, dando eugenol e hidróxido de zinc. Así el Eugenol liberado de ZOE puede difundir a través de la dentina y dentro de la saliva. La liberación del Eugenol no está marcadamente afectada por la razón de la mezcla óxido de zinc-eugenol, sino por el grosor de la dentina remanente entre la cámara pulpar y la cavidad obturada con ZOE. La habilidad de difusión de Eugenol a través de la dentina se ve afectada por varios factores como son: el calcio de los túbulos dentinales, que forma quelato con el Eugenol, y el enlace del Eugenol a la matriz orgánica de la dentina, especialmente al colágeno. [56]

Modos de acción

Son múltiples sus efectos y sus mecanismos de acción postulados.

Una de las propiedades atribuidas al Eugenol es el alivio del dolor al aplicarlo en los órganos dentales. El Eugenol es un bloqueador irreversible de la conducción nerviosa y en concentraciones bajas, es capaz de reducir la transmisión sináptica de la zona neuromuscular. Varios estudios han concluido que el Eugenol inhibe la ciclooxigenasa, favoreciendo el efecto analgésico y anestésico al lograr la inhibición de la biosíntesis de las prostaglandinas. A bajas concentraciones el Eugenol inhibe la actividad nerviosa de forma reversible, como un anestésico local. Después de la exposición a altas concentraciones de Eugenol, la conducción nerviosa es bloqueada irreversiblemente, indicando un efecto neurotóxico. El Eugenol igualmente reduce la transmisión sináptica en la unión neuromuscular. Las fibras nerviosas sensoriales y sus funciones desempeñan un papel importante en la generación de la respuesta inflamatoria, ya que los nervios sensoriales en la pulpa dental contienen péptidos vasoactivos, como la sustancia P, péptido relacionado con el gen de la calcitonina, y otros. El hecho de que el Eugenol inhiba la actividad nerviosa y los componentes vasculares de la respuesta inflamatoria, así como la relación entre estos elementos, puede estar vinculado con sus posibles efectos antiinflamatorios.[56]

El Eugenol inhibe la quimiotaxis de los neutrófilos y la generación de anión superóxido a bajas concentraciones (no tóxicas). Se ha encontrado que el Eugenol actúa como un inhibidor competitivo de la prostaglandina H (PGH) sintetasa, y previene el enlace del ácido araquidónico a esta enzima con la consecuente formación de PGH. El aceite de clavo ha demostrado ser un potente inhibidor de la formación de tromboxanos y de la agregación plaquetaria en sangre humana in vitro. Tanto las prostaglandinas (PG) como los leucotrienos (LT) son mediadores importantes en la respuesta inflamatoria. La PGE2 y algunos LT, aumentan el flujo sanguíneo y la permeabilidad vascular, y a concentraciones fisiológicas sensibilizan las terminaciones nerviosas. [56, 57]

Los efectos provocados por especies reactivas de oxígeno son eventos moleculares relacionados con el daño tisular. Son múltiples los estudios que han demostrado la capacidad antioxidante del Eugenol y compuestos relacionados (como el isoeugenol), de inhibir la peroxidación lipídica inducida por especies reactivas de oxígeno. Igualmente inhibe la formación radical superóxido en el sistema xantina-xantina oxidasa, así como la generación del radical hidroxilo, previniendo la oxidación de Fe2+ en la reacción de Fenton, la cual genera este radical que es uno de los más agresivos a los tejidos, por todas las reacciones que desencadena. Toda esta propiedad quimiopreventiva puede estar dada por una actividad scavenger de radicales libres.[56]

En altas concentraciones tiene un efecto bactericida, acción que se ha atribuido a los fenoles por degeneración de las proteínas, lo que resulta en daño a la membrana celular, a diferencia de que en bajas concentraciones tiende a estabilizar las membranas celulares, lo cual previene la penetración de las bacterias a los conductos dentinarios. Los resultados sugieren que el Eugenol inhibe el crecimiento de varios organismos fúngicos patógenos,ya sea solo o combinado (Eugenol - Timol, Eugenol - Carvacrol), que pueden ser eficaces en el tratamiento de enfermedades infecciosas oralesIgualmente se han estudiado los efectos antibacterianos del óxido de zinc -Eugenol y otros materiales, contra bacterias aeróbicas y anaeróbicas.[56, 57]

Como se ha podido constatar, los efectos farmacológicos del Eugenol son complejos y dependen de la concentración del Eugenol libre a la cual el tejido se expone.[57]

Mediante la difusión del Eugenol del ZOE a través de la capa intacta de la dentina pueden obtenerse bajas concentraciones. La aplicación de ZOE obturador después de una excavación de caries profundas podría ejercer efectos antiinflamatorios sedativos. Al aplicar Eugenol o ZOE en contacto directo con el tejido vital, se liberan altas concentraciones capaces de producir efectos citotóxicos en él, por lo que se recomienda que la aplicación directa del Eugenol debe llevarse a cabo cuando el procedimiento endodóntico es por pocos días. [57]

Las acciones farmacológicas del Eugenol, pueden afectar negativamente otras funciones importantes de algunas células del tejido dañado, lo que está muy relacionado con la forma en que se use. Así, el Eugenol puede inhibir la actividad del nervio periapical, pero a la vez altas concentraciones del mismo pueden también ser tóxicas a este nervio, e influir ambos efectos en la disminución de la percepción al dolor. Igualmente, a través de la inhibición de la síntesis de prostaglandinas y leucotrienos, el Eugenol ayuda en la resolución de la inflamación del tejido periapical, pero a la vez, es de gran relevancia para esta enfermedad la contribución de prostaglandinas, especialmente PGE2, en la resorción del hueso, ya que se piensa que los fibroblastos en quistes apicales sintetizan PGE2 bajo la estimulación de los linfocitos, la cual estimula osteoclastos a la resorción del hueso. El efecto del Eugenol sobre la quimiotaxis de los neutrófilos y el removimiento de radicales libres puede también ayudar la resolución de la inflamación apical a través del efecto bactericida de ellos, pero estos componentes inflamatorios también ocasionan daño al tejido cuando la respuestaesexacerbada. [57]

<u>Toxicidad</u>

A pesar de que su aplicación es común, el Eugenol puede llegar a provocar lesiones cáusticas o quemaduras superficiales cuando es colocado en forma directa y en altas concentraciones en los tejidos blandos. La severidad del daño es proporcional al tiempo de exposición, a la dosis y a la concentración. Se ha visto que el Eugenol puede llegar a mostrar tanto in vivo como in vitro diferentes tipos de toxicidad, tales como daño directo al tejido, dermatitis, reacciones alérgicas, disfunciones hepáticas, coagulación intravascular diseminada, hipoglicemia severa, e incluso la muerte por falla orgánica múltiple.Se ha demostrado que el Eugenol puro en concentraciones mayores de 10-4 mol/L produce la inhibición de la migración celular y modifica la síntesis de las prostaglandinas, lo que afecta la respiración celular, la actividad mitocondrial y produce severos cambios en la actividad enzimática de la membrana celular.En otros estudios se ha profundizado en los efectos de la aplicación tópica del aceite de clavo sobre la mucosa labial, y se ha observado una desnaturalización progresiva y fijación del citoplasma en la superficie del epitelio, seguida de licuefacción tisular, edema, pérdida de los puentes intercelulares y disolución de algunas fibras musculares superficiales. Un grupo de investigadores liderados por Garza Padilla y Toranzo Fernández, realizaron un estudio de toxicidad de varias formulaciones de Eugenol en conejos, analizando muestras de piel, hígado, riñón y cerebro, y obtuvieron como resultado una toxicidad local severa en el sitio de aplicación, en todos los casos, prácticamente con cambios similares, con predominio de necrosis isquémica, probablemente como consecuencia del daño directo y espasmos vasculares. A altas concentraciones, el Eugenol estimula la liberación de superóxido de los neutrófilos, lo que aumenta el daño tisular en el sitio de inflamación.[58]

El Eugenol es bactericida a relativamente altas concentraciones (10-2 a 10-3 mol/L). Una exposición breve a 10-2 mol/L de Eugenol mata las células de mamíferos, así como una exposición prolongada a 10-3 mol/L.1 Datos de Hume15 han demostrado que concentraciones de Eugenol que difunden a través de la dentina son no citotóxicas, aunque bajas concentraciones también pueden inhibir la respiración y la división celular. [58]

Se han propuesto algunos mecanismos bioquímicos para explicar la citotoxicidad del Eugenol, como:

- El Eugenol puede ser oxidado por la enzima peroxidasa a un producto tóxico en hepatocitos de ratas. [58]

- El Eugenol y compuestos relacionados demostraron tener una alta afinidad por la membrana plasmática a causa de su solubilidad lipídica. [58]

- Cotmore[58] y otros reportaron que el Eugenol puede desacoplar la fosforilación oxidativa en la mitocondria. [58]

Estos efectos tóxicos del Eugenol pueden explicar por qué su aplicación directa en pellets de algodón sobre el tejido pulpar ocasiona la exacerbación de los síntomas de la pulpitis. El contacto directo entre el tejido vital y el material que contiene Eugenol puede provocar daño al tejido.[58]

<u>Diseño metodológico:</u>

Se realizó un estudio observacional descriptivo prospectivo de corte longitudinal.La investigacióntuvo lugar en el Departamento Estomatológico del Policlínico Docente Manuel "Piti" Fajardo a partir de marzo de 2022 a febrero de 2023.La población está constituida por todos los pacientesque acudieron al servicio estomatológico del Policlínico Docente Universitario Manuel "Piti" Fajardo durante el periodo de marzo de 2022 a febrero de 2023 con pulpitis irreversible aguda serosa (estadio incipiente) y que pasadas 48 horas de la sedación pulpar no lograron una evolución favorable al tratamientoen las edades comprendidas de 16 a 35 años y que dieron su consentimiento informado (Anexo 1) de participar en el estudio.Para la obtención de la muestra se realizó un muestreo intencional por criterios quedando constituida por 32 pacientes.

Criterio de exclusión:

- Pacientes con exposición pulpar.

- Pacientes embarazadas debido a la imposibilidad de realizar radiografías

Metodología y métodos

<u>Métodos:</u>

Empírico: Basado en la práctica diaria, la experiencia y la observación de los hechos, permitió la realización del informe final. El cuestionario está dirigido a determinar los síntomas y las características exactas de la patología en cada paciente. (Anexo 3)

Estadístico: se utilizó este método para el procesamiento de los datos.

<u>Metodología:</u>

La investigación se desarrolló en tres etapas:

Etapa I:Después de haber realizado un minucioso interrogatorio y detallado examen clínico arribamos al diagnóstico de una pulpitis reversible aguda serosa transitoria (estadío incipiente). Estos datos se recogieron en el formulariode cada paciente (Anexo 2). Los pacientes que presentaron dicha patología y que pasadas 48 horas de la sedación pulpar no lograron una evolución favorable al tratamiento en las edades comprendidas de 16 a 35 años y que dieron su consentimiento informado, conformaron la muestra de la investigación. Los pacientes fueron examinados por la autora en el sillón dental, utilizando la luz artificial y un set de clasificación, en el momento de la visita.

Etapa II:Manejo y tratamiento de la pulpitis reversible aguda serosa transitoria (estadío incipiente).

En este punto se procedió a colocar un moto de algodón embebido en eugenol hasta completar las 96 horas. Posteriormente se evalúo la remisión de los síntomas por segunda vez y de haberlo logrado se procede a la restauración definitiva. Desde luego, debemos hacer nuestros chequeos clínicos y radiográficos periódicos cada 3 meses. Si no se logra llevar la pulpa a un estadio de normalidad en este tiempo entonces se procederá a realizar un tratamiento más invasivo.

Para el análisis se utilizó el método porcentual.

Etapa III:Evaluación de la evolución del tratamiento.

El tratamiento fue valorado como favorable cuando en el paciente remitió la sintomatología dolorosa a las 96 horas.

No fue efectivo el tratamiento cuando luego de pasadas las 96 horas, o sea con dos cambios de sellado, el paciente continuó con el dolor.

Operacionalización de las variables

<u>Edad:</u> según años cumplidos al momento del estudio.

- 16-20 años.

- 21-25 años.

- 26-30 años.

- 31-35 años.

<u>Sexo:</u> Según género biológico.

- Masculino.

- Femenino.

<u>Intensidad del dolor:</u>según la escala de Melsak[59]

- Leve cuando en la escala de Melsak sea 2.

- Moderado cuando en la escala de Melsak sea 3 y 4.
- Intenso cuando en la escala de Melsak sea 5 y 6.

<u>Escala de Melsak 1-6.</u>
- No dolor presente.
- Dolor ligero tolerable.
- Dolor moderado.
- Dolor intenso, pero puede continuar la actividad.
- Dolor intenso que dificulta la concentración.
- Dolor intolerable.

<u>Naturaleza del dolor.</u>
- Provocado (Cuando el dolor se presenta provocado por cualquier estímulo)
- Espontáneo (Cuando el dolor se presenta de forma espontánea.)

<u>Forma de presentación del dolor.</u>
- Constante (Dolor permanente.)
- Intermitente (Episodios dolorosos con períodos de remisión.)

<u>Profundidad de la lesión:</u> distancia de la lesión a la cámara pulpar. Se medirá mediante una radiografía periapical, con un pie de rey la distancia que hay desde la cámara pulpar hasta el piso de la cavidad luego de conformada.
- 0.5 mm
- 1.0 mm
- 1.5 mm
- 2.0 mm

<u>Evolución del tratamiento.</u>
- Favorable (Cuando la sintomatología dolorosa remite totalmente a las 96 horas de aplicado el tratamiento.)
- No favorable (Cuando no remite la sintomatología dolorosa con la aplicación del tratamiento.)

Técnicas de recolección de la información:

- Observación: Como técnica nos permitió obtener datos directamente del paciente y de la patología que lo aqueja.
- Interrogatorio Directo: Se realizó por medio de las entrevistas a los pacientes.
- Formularios:(Anexo 2) en este caso es fundamental ya q nos aportó datos particulares de cada paciente que nos permitió dar un diagnóstico certero y elaborar un adecuado plan de tratamiento.

Métodos de procesamiento, análisis de la información y técnicas a utilizar:

Los datos se almacenaron en un fichero de datos con el programa profesional estadístico SPSS versión 22 sobre Windows, la información se presentó en tablas y gráficos estadísticos, en su descripción se calcularon frecuencias absolutas, porcientos, Para el análisis se utilizaron pruebas no paramétricas como Chi cuadrado de independencia de factores.

Consideraciones éticas:

El estudio se llevó a cabo teniendo en cuenta las normas éticas internacionales para las investigaciones experimentales y biomédicas con humanos (Código de Nüremberg, Declaración de Helsinki I y II, Principios de Ética Médica de Naciones Unidas, Normas éticas del CIOMS, Declaración Universal del Genoma Humano y los Derechos humanos) y normas éticas nacionales como son los principios de la Ética Médica, Normas éticas de buenas prácticas en la experimentación con humanos. Estas normas éticas se tuvieron en cuenta desde el diseño del proyecto de investigación, asegurando su estricto cumplimiento a lo largo del proceso de estudio y que culmina con la presentación de los resultados.

La información obtenida se utilizó solo con este fin, se explicó a cada paciente en qué consistiría el estudio esclareciendo que no implicaría daño alguno para su salud, al respecto elaboramos un modelo de consentimiento informado que fue firmado por cada paciente dentro de los principios básicos a tener en cuenta, a fin de satisfacer las exigencias morales, éticas y legales en la investigación con seres humanos y no violar los principios bioéticos de beneficencia, de no maleficencia, de autonomía y de justicia.

<u>Resultados:</u>

Tabla 1. Distribución según edad y sexo, en pacientes con pulpitis aguda serosa transitoria (estadío incipiente). Policlinico Manuel Piti Fajardo. Santo Domingo (marzo de 2022 a febrero de 2023)

Edad	Sexo				Total	
	Femenino		Masculino			
	No.	%	No.	%	No.	%
16 - 20	5	15,6	3	9,4	8	25,0
21 - 25	5	15,6	4	12,5	9	28,1
26 - 30	4	12,5	5	15,6	9	28,1
31 - 35	3	9,4	3	9,4	6	18,8
Total	17	53,1	15	46,9	32	100

Fuente: formulario

$X^2 = 0,600$ P= 0,897   NO SIGNIFICATIVO

Se observó un predominio del sexo femenino con 17 pacientes, para un 53,1%del total. El sexo masculino estuvo representado por 15 pacientes representando un 46,9% de total, no siendo significativa a diferencia entre ambos grupos.

Con respecto a los grupos etarioslos que mayor representación tuvieron fueron de   21-25 y 26-30 con 9 pacientes en cada grupo para un 28,1% de total en cada caso. De 21-25 el sexo que más representatividad tuvo fue el femenino con 5 pacientes y de 26-30, el masculino. El grupo que contó con menos representantes fue el de 31-35 con 3 pacientes en cada sexo.

No existe relación de dependencia entre la edad y el sexo.

Tabla 2. Intensidad del dolor

Intensidad del dolor	No.	%
Leve	16	50,0
Moderado	10	31,3
Intenso	6	18,8
Total	32	100,0

Fuente: formulario

La intensidad del dolor fue medida por la escala de Melsak. Con escala 2, que se clasificó como leve se encontraron 16 pacientes, representando un 50,0% de la muestra. Con escala de 3 y 4, clasificándose como leve existieron 10 pacientes, representando un 31,3%. Con escala 5 y 6, que se clasificaron como intenso se encontraron 6 pacientes representando un 18,8 % del total. Predominó el tipo de dolor leve, y el dolor intenso fue el que contó con menos representatividad.

Tabla 3. Naturaleza de dolor.

Naturaleza de dolor	No.	%
Espontáneo	9	28,1
Provocado	23	71,9
Total	32	100,0

Fuente: formulario

La naturaleza del dolor fue medida en espontáneo o provocado. Con dolor espontáneo se observaron 9 pacientes que representaron un 28,1% del total. En la mayoría de estos casos los pacientes presentaron un dolor espontáneo, pero no intenso y constante. Con dolor provocado se observaron 23 pacientes representando un 71,9% del total por lo que en la muestra predominaron los pacientes con dolor provocado al estímulo.

Tabla 4. Forma de presentación del dolor.

Forma de presentación del dolor	No.	%
Intermitente	27	84,4
Constante	5	15,6
Total	32	100,0

Fuente: formulario

La forma de presentación del dolor fue medida en intermitente o constante. Con dolor intermitente se observaron 27 pacientes que representó un 84,4% del total. Con dolor constante se observaron 5 pacientes representando un 15,6% del total por lo que en la muestra predominaron los pacientes con dolor intermitente.

Tabla 5. Profundidad de la lesión.

Profundidad de la lesión	No.	%
2,0 mm	12	37,5
1,5 mm	9	28,1
1,0 mm	7	21,9
0,5 mm	4	12,5
Total	32	62,5

Fuente: formulario

La distancia de la lesión a la cámara pulpar fue medida con un pie de rey mediante una radiografía periapical. Hubo 12 pacientes que la distancia de la lesión a la cámara pulpar fue de 2,0mm representando un 37,5%. Se observaron 9 pacientes en los que la distancia fue de 1,5mm representando un 28,1%. Con profundidad de 1,0mm se encontraron 7 pacientes para un 21,9%. Con profundidad de 0,5 mm hubo 4 pacientes que representaron un 12,5%. Mientras más cerca de la pulpa se encontró la lesión peor será fue pronóstico.

Tabla 6. Evolución del tratamiento

Evolución del tratamiento	No.	%
Favorable	25	78,1
No favorable	7	21,9
Total	32	100,0

Fuente: formulario

La evolución del tratamiento se consideró favorable cuando a las 96 horas de aplicado el tratamiento la sintomatología remitió en su totalidad. Del total de pacientes, en 25 hubo una evolución favorable del tratamiento, representando un 78,1% del total. No se consideró favorable la evolución del tratamiento cuando luego de haber prolongado el tratamiento hasta las 96 horas no se logró la remisión de los síntomas dolorosos, esto sucedió en 7 pacientes, que representó un 21,9% del total de la muestra.

Tabla 7. Evolución del tratamiento según a edad.

Edad	Evolución del tratamiento				Total	
	Favorable		No favorable			
	No.	%	No.	%	No.	%
16 - 20	8	25,0	0	0,0	8	25,0
21 - 25	9	28,1	0	0,0	9	28,1
26 - 30	6	18,8	3	9,4	9	28,1
31 - 35	2	6,3	4	12,5	6	18,8
Total	25	78,1	7	21,9	32	100

Fuente: formulario

$$X^2 = 12,495 \quad P = 0,003 \quad \text{ALTAMENTE SIGNIFICATIVO}$$

El tratamiento fue favorable en 25 pacientes. Los grupos etarios que mejor respuesta evidenciaron fueron los de 16-20y 21-25 años con 8 y 9 pacientes respectivamente. La mayor representatividad estuvo en el grupo de 21-25 años representando un 28,1%. De 26-30 años se encontraron 6 pacientes y de 31-35 años se observó menor cantidad de pacientes que respondieron de forma favorable al tratamiento, solo 2, lo que representó un 6,3%. Por lo tanto, el grupo etario que mayor representatividad tuvo en la evolución no favorable del tratamiento fue precisamente el de 31- 35 años.

Este comportamiento demostró que mientras más jóvenes son los pacientes mejor respuesta ante el tratamiento presentan.

Existe relación de dependencia altamente significativa entre la edad y la evolución del tratamiento.

Tabla 8. Evolución del tratamiento según la intensidad del dolor.

Intensidad del dolor	Evolución del tratamiento				Total	
	Favorable		No favorable			
	No.	%	No.	%	No.	%
Leve	16	50,0	0	0,0	16	50,0
Moderado	7	21,9	3	9,4	10	31,3
Severo	2	6,3	4	12,5	6	18,8
Total	25	78,1	7	21,9	32	100

Fuente: formulario

$$X^2 = 11,910 \quad P= 0,003 \quad \text{ALTAMENTE SIGNIFICATIVO}$$

Los pacientes con dolor leve en su totalidad respondieron favorablemente al tratamiento representando un 50% del total. De los pacientes que presentaron dolor moderado, 7 tuvieron una evolución favorable ante el tratamiento para un 21,9% y 3 tuvieron una evolución no favorable para un 12,5%. Los pacientes con dolor severo, en su mayoría, no respondieron favorablemente, en 4 fue no favorable y en 2 fue favorable representando un 12,5% y un 6,3% respectivamente.

Este comportamiento demostró que cuando el dolor que presentaban los pacientes era leve y moderado respondían favorablemente al tratamiento.

Existe relación de dependencia altamente significativa entre la intensidad del dolor y la evolución del tratamiento.

Tabla 9. Evolución del tratamiento según lanaturaleza del dolor.

Naturaleza del dolor	Evolución del tratamiento				Total	
	Favorable		No favorable			
	No.	%	No.	%	No.	%
Espontáneo	6	18,8	3	9,4	9	28,1
Provocado	19	59,4	4	12,5	23	71,9
Total	25	78,1	7	21,9	32	100

Fuente: formulario

$$X^2 = 0,962 \quad P = 0,327 \quad \text{NO SIGNIFICATIVO}$$

Los pacientes con dolor provocado respondieron más favorablemente al tratamiento que los que presentaron dolor espontáneo. De los 23 pacientes con dolor provocado 19 tuvieron evolución favorable representando un 59,4%. De los pacientes con dolor espontáneo respondieron de manera favorable al tratamiento 6 de un total 9 representando un 18,8%, y 3 respondieron de forma no favorable representando un 9,4%. Aunque de los pacientes que presentaron dolor espontáneo la mayoría también respondió bien a tratamiento, existió mayor relevancia en los que presentaron el dolor provocado.

No existe relación de dependencia entre la naturaleza del dolor y la evolución del tratamiento.

Tabla 10. Evolución del tratamiento según la forma de presentación del dolor.

Forma de presentación del dolor	Evolución del tratamiento				Total	
	Favorable		No favorable			
	No.	%	No.	%	No.	%
Intermitente	24	75,0	3	9,4	27	84,4
Constante	1	3,1	4	12,5	5	15,6
Total	25	78,1	7	21,9	32	100

Fuente: formulario

$X^2 = 11,715$ P= 0,001   ALTAMENTE SIGNIFICATIVO

Los pacientes con dolor intermitente respondieron mejor al tratamiento que los que presentaron dolor constante. De los 27 pacientes con dolor intermitente, 24 tuvieron evolución favorable representando un 75,0% de los pacientes. De los pacientes con dolor constante respondieron de manera no favorable al tratamiento 4, de un total de 5, representando un 12,5%, y 1 respondió de forma favorable representando un 3,1%.

Este comportamiento demostró que cuando el dolor que presentaban los pacientes eraintermitente respondían favorablemente al tratamiento.

Existe relación de dependencia altamente significativa entre la forma de presentación del dolor y la evolución del tratamiento.

Existe relación de dependencia altamente significativa entre la forma de presentación del dolor y la evolución del tratamiento.

Tabla 11. Evolución del tratamiento según la profundidad de a lesión.

Profundidad de la lesión	Evolución del tratamiento				Total	
	Favorable		No favorable			
	No.	%	No.	%	No.	%
2,0 mm	12	37,5	0	0,0	12	37,5
1,5 mm	9	28,1	0	0,0	9	28,1
1,0 mm	3	9,4	4	12,5	7	21,9
0,5 mm	1	3,1	3	9,4	4	12,5
Total	25	78,1	7	21,9	32	100

Fuente: formulario.

$X^2 = 13,633$ P= 0,003   ALTAMENTE SIGNIFICATIVO

Los pacientes que, al medir la distancia de la lesión a la cámara pulpar, se encontraban entre 2,0mm y 1,5mm respondieron en su totalidad de manera favorable al tratamiento con 12 y 9 pacientes respectivamente. Respondieron de forma no favorable, en su mayoría, aquellos pacientes que la distancia entre a cámara y la lesión era entre 1,0mm y 0,5mm, mayormente estos últimos, representando un 9,4%.

Este comportamiento demostróque mientras más cerca de la cámara pulpar se encontraba la lesión peor evolución tuvo el tratamiento.

Existe relación de dependencia altamente significativa entre la profundidad de la lesión y la evolución del tratamiento.

<u>Discusión de los resultados:</u>

En el estudio realizado se observó que el grupo etario más afectado por la pulpitis aguda serosa transitoria (estadío incipiente) fue el de 21 a 25 y de 26 a 30 años y el sexo fue el femenino. Estos resultados coinciden con los obtenidos por Jiménez[60] en este grupo etario; sin embargo, difiere de los resultados de Ruiz[61] y Gaviria et al[62] tanto en el sexo como en el grupo de edad.Portal Macías[63] reporta mayor afectación en el grupo de 35 a 49 años no guardando similitud con el presente trabajo. No coincide en relación al sexo.En ninguno de los estudios existe relación estadísticamente significativa entre la edad y el sexo. También se asemeja al de Fernández Cortina[64], en cuyo estudio predomina el sexo femenino.

La particularidad de las patologías pulpares está en que no siempre la edad biológica coincide con la edad pulpar. Según el criterio de la autora, en el rango de 31 a 35 años, el tiempo de exposición del diente a los diferentes estímulos nocivos ha sido más prolongado, y la capacidad de regeneración del tejido pulpar es menor. Repercutiendo además que, en esta etapa, en general, existe una mayor responsabilidad ante la actividad laboral y social, priorizando estas, despreocupando su salud bucal.

Quiñonez[65] expone que la mayor afectación en cuanto al sexo podría estar ligada a que las mujeres presentan mayor interés por recibir tratamiento odontológico para mejorar su estética y funcionalidad, o a que el género femenino podría ser más susceptible a la morbilidad dental.

Boltacz y Laszkiewics[66,] informan resultados diferentes, presentándose las afecciones más frecuentes en los hombres.

La intensidad del dolor fue medida por la escala de Melsak. Predominó el tipo de dolor leve, y el dolor intenso fue el que contó con menos representatividad. Los pacientes con dolor leve en su totalidad respondieron favorablemente al tratamiento. Los pacientes con dolor severo en su mayoría no respondieron favorablemente. Este comportamiento demuestra que cuando el dolor que presentaban los pacientes fue leve y moderado respondieron favorablemente al tratamiento. Según Pérez et al[68], la intensidad se relaciona con la reacción emocional ante los estímulos que lo desencadenan, con la percepción dolorosa, el umbral del dolor y la capacidad de tolerancia, los cuales varían entre las personas. Está influenciada por factores cognoscitivos, emocionales, de motivación y guarda relación con factores socioculturales. La aparición del dolor procesos reversibles, es provocado, y en los procesos irreversibles espontáneo.

Según la naturaleza del dolor en la muestra predominaron los pacientes con dolor provocado al estímulo. Los pacientes con dolor provocado respondieron más favorablemente al tratamiento que los que presentaron dolor espontáneo. Este comportamiento demuestra que cuando el dolor que presentaban los pacientes fue provocado al estímulo respondieron favorablemente al tratamiento.

González y Montero[63] refieren que, según su calidad, el dolor puede ser punzante o continuo lo cual depende de las propiedades funcionales del sistema nociceptivo trigeminal. Las fibras vinculadas a la nocicepción (C y A delta) se encuentran en la pulpa en proporción de 3/1. El dolor punzante es de tipo lancinante, vinculado a fibras de tipo A delta, mielinizadas, con velocidad de conducción rápida. Se asocia a las pulpitis reversibles. Puede mostrar una aparición espontánea o provocada y una duración posterior al aplicar o retirar el estímulo nociceptivo.

Pigg et al[70] aseveran, que la localización del dolor, puede determinarse de forma precisa en los casos de estadios avanzados de procesos inflamatorios pulpares agudos irreversibles, donde a pesar de caracterizarse por el dolor espontáneo, la reacción de la pupa inflamada ante los diferentes estímulos es aún mayor, o en el caso de los crónicos irreversibles de presentarse leve dolor durante la masticación o los cambios térmicos.

Fernández Collazo[71] reporta en sus estudios que el dolor provocado, que persiste después de cinco minutos de transcurrido el estímulo que le da origen, coincide con estadios finales de procesos reversibles y con los agudos irreversibles, donde el compromiso pulpar y la reacción inflamatoria son mayores. No hay alivio del dolor ante la terapia con analgésicos en estas etapas del estado inflamatorio pulpar (inclusive cuando se hayan eliminado los estímulos externos que provocaron dicho estado inflamatorio). En esta etapa, a la vasodilatación y al aumento de la permeabilidad de la membrana vascular, se le adiciona, el aumento de la presión hidrostática y el bloqueo del drenaje linfático; el dolor resulta insoportable, se exacerba con la ingestión de alimentos calientes y solo es aliviado con líquidos fríos.

La forma de presentación del dolor fue medida en intermitente o constante. Por lo q en la muestra predominaron los pacientes con dolor intermitente. Los pacientes con dolor intermitente respondieron mejor al tratamiento que los que presentaron dolor constante. Este comportamiento demuestra que cuando el dolor que presentaban los pacientes fue intermitente respondieron favorablemente al tratamiento.

Para Sánchez et al[69], el dolor continuo es persistente, intenso y sordo, vinculado a fibras C amielínicas, con velocidad de conducción lenta; conlleva a un mayor sufrimiento y es el que obliga a la búsqueda de ayuda profesional. Es el dolor típico de la pulpitis irreversible que denota un mayor compromiso pulpar.

La distancia de la lesión a la cámara pulpar fue medida con un pie de rey mediante una radiografía periapical. Los pacientes que al medir la distancia de la lesión a la cámara pulpar se encontraban entre 2,0mm y 1,5mm respondieron en su totalidad de manera favorable al tratamiento con 12 y 9 pacientes respectivamente. Mientras más cerca de la cámara pulpar se encontraba la lesión peor evolución tuvo el tratamiento.

Cuando el proceso de caries alcanza el límite amelodentinario, se extiende lateralmente a causa de la presencia de una mayor cantidad de tejido orgánico a ese nivel.

Luego de extenderse por el límite amelodentinario, la caries ataca directamente los conductillos en dirección a la pulpa. Jolly y Sullivan[67] describen detalladamente la morfología tridimensional de la caries. El proceso se inicia por una desmineralización de la dentina, lo que a su vez provoca una reacción de defensa en la parte más alejada del ataque. El avance en dentina tiene lugar a razón de 180 a 200 µm por mes. Mientras no se llegue a una proximidad de la pulpa de 0,75 mm, no se producirán reacciones pulpares importantes. La defensa consiste en una remineralización u obliteración de la luz de los conductillos por un precipitado de sales cálcicas. Si el avance hacia la pulpa llega a las cercanías de la cámara pulpar, se forma dentina terciaria o de reparación frente al avance de la lesión. No obstante, si el ataque continúa sin que los mecanismos de defensa lo afecten, finalmente los ácidos segregados por los microorganismos terminan por desmineralizar toda la sustancia mineral de las dentinas primaria, secundaria o terciaria y actúan directamente sobre el tejido pulpar destruyendo a los odontoblastos y formando un absceso.[67]

Las bacterias pueden penetrar hasta 0,75 mm de la pulpa sin producir patología pulpar pero, a partir de esa distancia y a medida que avanzan, las reacciones pulpares se van volviendo más intensas. Las toxinas bacterianas destruyen primero el citoplasma o la fibrilla de Tomes y luego las propias paredes de los conductillos hasta su desaparición.[67]

Al ceder la estructura dentinaria, se producen desprendimientos o fisuras en el tejido que contiene restos orgánicos necróticos y masas bacterianas que van desfigurando la constitución del diente. El ataque de la placa bacteriana no es igual en toda la superficie, sino que por diversos motivos se concentra en ciertos puntos y allí avanza con más rapidez.[67]

Los cambios ópticos observados en un corte por desgaste se deben a que el diente pierde minerales durante el ataque. La profundidad de la desmineralización puede ser de 1 mm por debajo de una lesión cariosa en la superficie. Brannstróm y Col. produjeron lesiones experimentales en dientes humanos permanentes implantados en dentaduras artificiales y observaron las siguientes características. Las lesiones que llegaban al límite amelodentinario se extendían y formaban el típico cono de penetración. En algunos casos, la dentina subyacente estaba desmineralizada aun cuando existiera cavidad de caries en el esmalte. Se observaban algunas bacterias en la dentina cuyo color era marrón. Algunos túbulos mostraban pérdida de la dentina peritubular en un estadio temprano. La dentina intertubular no estaba desmineralizada. Cuando la cavidad cariosa llegaba a la dentina, se veían grandes cantidades de cocos bacilos en toda el área afectada hasta gran profundidad a lo largo del límite amelodentinario. Al avanzar la desmineralización de la dentina, desaparecía totalmente la dentina peritubular y las bacterias invadían la dentina intertubular. En estas áreas, la dentina intertubular era relativamente densa y contenía cuerpos redondeados, con ausencia de la trama fibrilar. Se observaba una gran mineralización, especialmente en los túbulos más cercanos a la pulpa.

Según Cohen, este es el síntoma de alerta, que el organismo ha sido atacado y la pulpa ha llegado a su límite de tolerancia fisiológica, y en este caso se impone un tratamiento conservador. En la mayoría de los casos con una simple remoción del tejido cariado y la protección adecuada, se soluciona el cuadro clínico de dolor. La pulpa reacciona ante el dolor siempre de la misma forma. El dolor es una experiencia sensorial y emocional, no placentera, con daño real o potencial en los tejidos y sirve como elemento para la anamnesis.

La progresión clínica satisfactoria de los pacientes, permitió comprobar la efectividad del tratamiento, manifestando en la remisión de signos y síntomas de la enfermedad.

La evolución del tratamiento se consideró favorable cuando a las 96 horas de aplicado el tratamiento la sintomatología remitió en su totalidad. Del total de pacientes, en 25 hubo una evolución favorable del tratamiento. Esto evidencia que mientras más rápido el paciente acude a consulta será más efectivo el tratamiento.

Conclusiones:

- En el estudio realizado se observó que el grupo etario más afectadofue el de 21 - 25 y de 26 - 30 años y el sexoel femenino.
- Según la intensidad del dolor predominó el tipo de dolor leve.
- Según la naturaleza del dolor en la muestra predominaron los pacientes con dolor provocado al estímulo.
- En la muestra predominaron los pacientes con dolor intermitente.
- Del total de pacientes, la mayoría tuvo una evolución favorable del tratamiento.
- Los pacientes con dolor leve en su totalidad respondieron favorablemente al tratamiento.
- Los pacientes con dolor provocado e intermitente respondieron más favorablemente al tratamiento.
- Los pacientes que al medir la distancia de la lesión a la cámara pulpar se encontraban entre 2,0mm y 1,5mm respondieron en su totalidad de manera favorable al tratamiento.

<u>Bibliografía:</u>

1. Shaffer W, Hine M, Levy B y Tomich C. Tratado de Patología Bucal. 4º edición. México: Interamericana S.A.; 2018.

2. Khedmat S, Shokouhinejad N. Comparison of the efficacy of three chelating agents in smear layer removal. J Endod. 2018; 34:599-602.

3. Seltzer S, Bender I y Nazimor H. Differential diagnosis of pulp conditions. Oral Surgery, Oral Medicine, Oral Pathology. 2019;19(3):383-91.

4. Robinson y Boling.Dental caries and pulp conditions. 2017; 24:203.

5. Brännström M y lind P. Pulpal Response to Early Dental Caries. Journal Dental Research. 2018;44(5):1045-50.

6. Kakehashi S, Stanley H and Fitzgerald R. The effects of surgical exposure of dental pulps in germ-free and conventional laboratory rats. Oral Surgery, Oral Medicine, OralPathology. 2017;20(3):340-9.

7. Lasala A. Endodoncia. 5ta edición. ///////:SalvatEditores S.A. 2018.

8. Baume L. Diagnosis of disease of the pulp. Oral Surgery. 2019:29(1):102-16.

9. Calt S, Serper A. Smear layer removal by EGTA. J. Endodon. 2016;26(8):459-61.

10. Mendiburu-Zavala C, Rodríguez -Fernández M. Enfermedadpulparen pacientes geriátricos: Prevalencia y Causas. RevistaOdontológicaLatinoamericana(Internet). 2015(Consultado: noviembre 2022);0(2):24-28. Disponible en:http://www.odontología.uday.mx/revistas/rol/pdf/VOON2p24.pdf.

11. Samra de Quintero P, Rivera- Fuenmayor N. Epidemiología de las Urgencias Odontológicas en niños atendidos en la Facultad de Odontología de la Universidad del Zulia. CienciaOdontológica 2018;5(2):134-144.

12. Nallian R, Veeratrishul A, Satheesh E Nadeem K, Praveenkumar G Veerasathpurush A. Hospital Emergency Department Visits Attributed to Pulpal and Periapical Disease in the United States in 2016.JOE. 2017:37(1):7-9.

13. Rodríguez-González Y, Ureña-Espinosa M, Portelles-Morales T. Comportamientoclínicoepidemiológico de las pulpitis irreversiblescomourgenciasestomatológicasocasionadas por caries dental. Sociedad Cubana de Estomatología. 2018.

14. León, A. V. Características de patologíaspulpares. Cienfuegos2018:6-8.

15. Parejo, García, Montoro, Herrero, Mayán. Comportamiento de las enfermedadespulparesen la Escuela "AridesEstévez", La Habana, 2017.

16. Embriología, histología, fisiología y anatomíapulpar y periapical, 2022(Consultado: noviembre 2022);Disponible en: https://dentalexperience.es.tl/EMBRIOLOGIA%2C-HISTOLOGIA%2C-FISIOLOGIA-Y-ANATOMIA-PULPAR-Y-PERIAPICAL.htm

17. Kenneth M, Hargreaves. Louis H, Berman. Stephen Cohen. Histología y FisiologíaPulpar. Universidad del Valle de Atemajac, 2022(Consultado: noviembre 2022). Disponible en: https://www.studocu.com/es-mx/document/universidad-del-valle-de-atemajac/odontologia/histologia-y-fisiologia-pulpar-resumen/14011668

18. Complejo dentino pulpar. Estructura y diagnóstico Abreu Correa Revista de Medicina Isla de la Juventud, 2019(Consultado: noviembre 2022). Disponible en: https://remij.sld.cu/index.php/remij/article/view/9/22\

19. Blog de Odontología: Novedades y artículos. Pulpa dental características y funcionesAdeslasDental_files, 2022(Consultado: noviembre 2022). Disponible en:https://www.adeslasdental.es/pulpa-del-diente/

20. MsC. Reyes, Oscar Rodríguez. MsC. García Cabrera, Lizet. MsC. Bosch Núñez, Ana Ibis y MsC. Inclán Acosta, Alejandro.Fisiopatología del dolor bucodental: una visiónactualizada del tema. Universidad de CienciasMédicas, Facultad de Estomatología, Santiago de Cuba. MEDISAN. 2018;17(9):p 50-8.

21. Programa de Salud Oral. Servicio de Promoción de la Salud. ServicioCanario de la Salud. DIRECCIÓN GENERAL DE SALUD PÚBLICA, 2018(Consultado: noviembre 2022). Disponible en:

https://www3.gobiernodecanarias.org/sanidad/scs/content/b94f644c-5c24-11df-8125-5700e6e02e85/dolordental.pdf

22. Clínica Gallego.Tipos de Dolores dentales, 2022(Consultado: noviembre 2022).Disponible en: https://www.clinicagallego.com/noticias/tipos-dolor-dientes/

23. Hennessy, Bernard J. DDS, Texas A&M University, College of DentistryModificación/revisióncompleta. Dolor de muelas(Internet). 2023(Consultado: noviembre 2022). Disponible en: https://www.merckmanuals.com/es-us/hogar/trastornos-bucales-y-dentales/s%C3%ADntomas-de-los-trastornos-orales-y-dentales/dolor-de-muelas

24. SerentilBernaus, Noemi ¿Qué es el dolor dental? ¿Quépuedecausar el dolor dental? 2017. Disponible en: https://www.propdental.es/dolor-dental/

25. MEDISAN vol.17 no.9 Santiago de Cuba set. 2018. Disponible en: https://www.google.com/url?sa=t&rct=j&q=&esrc=s&source=web&cd=&ved=2ahUKEwj2tpmvzcD9AhUdmGoFHXvOCkEQFnoECCUQAQ&url=https%3A%2F%2Freposit orio.uft.cl%2Fxmlui%2Fbitstream%2Fhandle%2F20.500.12254%2F557%2FBARAYON-BUCAREY%25202017.pdf%3Fsequence%3D1%26isAllowed%3Dy&usg=AOvVaw3 mbvNwwTX8B0FDjPaoCZGC

26. Socorro Mendiburu Zavala, Celia Elena del Perpetuo. Peñaloza Cuevas, Ricardo. Chuc Baas, Inés del Rosario. Medina Peralta, Salvador. Rev CubanaEstomatol. jul.-set. 2017(Citadooctubre 2022);54(3): [aprox 5 pp]. Disponible en: http://scielo.sld.cu/scielo.php?script=sci_arttext&pid=S0034-75072017000300004

27. Tipos de enfermedades de la pulpa dental. (Citadooctubre 2022);Disponibleen: https://estudidentalbarcelona.com/tipos-enfermedades-la-pulpa-dental/

28. Rebel, Serper A. Smear layer removal by EGTA.2013;26(8):459-61.

29. Seltzer Samuel, Bender J.B. Pulpa Dental. 9na edición: Editorial Manual Moderno; 2014. p 43.

30. Bakland LK, Grossman. Endodoncia. 4ta. Edición. México. Editorial McGraw-Hill Interamericana, 2015.

31. Morse, Chen, M.; R.M. Andersen: Comparing Oral Health Care Systems, WHO, Ginebra. 2014,213:6.

32. Soberaniz-Morales V, Alonzo-Echeverría L, Vega-Lizama EM. Frecuencia de patologíapulparen la clínica hospital de petróleosmexicanos Coatzacoalcos, Veracruz. Rev CienOdontol. 2015;8(1):7-12.

33. Duque de Estrada RiverónJohany, Pérez Quiñónez José Alberto, Hidalgo-Gato Fuentes Iliana. Caries dental y ecologíabucal, aspectosimportantes a considerar. Rev. CubanaEstomatol(Internet). 2014(citado 8 mayo 2021):43(1): [Aprox. 8 pp]. Disponible en: http://scielo.sld.cu/

34. Nyerere JW, Matee MI, Simon ENM. Emergency pulpotomy in relieving acute dental pain among Tanzanian patients.BMC Oral Health.;2018:6:1.

35. González Naya G, Montero del Castillo ME. Estomatología General Integral. La Habana: CienciasMédicas; 2013. P 78.

36. Lanziano Lobo, María José. Parra Hernández, Silvia Nathalia. Jiménez Manrique, Raúl Andrés. Universidad Santo Tomas, Bucaramanga. División de Ciencias de la Salud. Facultad De Odontología. Patologíaspulpares y periapicales. 2020(citado 25 mayo 2021). Disponible en: https://repository.usta.edu.co/bitstream/handle/11634/30825/2020LanzianoMaria.pdf?sequence=9&isAllowed=y

37. Hennessy, Bernard J. DDS, Texas A&M University, College of Dentistry. Pulpitis. mar. 2021(citado 8 mayo 2021). Disponible en: https://www.msdmanuals.com/es/professional/trastornos-odontol%C3%B3gicos/trastornos-odontol%C3%B3gicos-comunes/pulpitis

38. Arias, Estela. Pulpitis Reversible o Irreversible: síntomas y tratamiento. dic. 2022(citado 8 mayo 2021). Disponible en: https://www.smysecret.com/blog/general/pulpitis-reversible-o-irreversible/

39. Clínica Dental Ruiz de Gopegui ¿Qué es la pulpitis reversible?Mar-2022(citado 8 mayo 2021) Disponible en: https://www.clinicaruizdegopegui.com/pulpitis-reversibles/

40. Causas y tratamiento de la pulpitis. Sanitas.es. 2023(citado 8 mayo 2021). Disponible en: https://www/%20y%20tratamiento%20de%20la%20pulpitis.htm

41. Cuba-Cueto, Karla Samanta. VillavicencioCaparó, Ebingen. Perfilepidemiológico de patologíaspulpares y periapicalesenLatinoamérica, agosto 2022(citado 8 mayo 2021). Disponible en: https://revistas.ug.edu.ec/index.php/eoug/article/view/1424/2446

42. Áreas Cruz, Estela. Pulpitis Reversible o Irreversible: síntomas y tratamiento. Diciembre 2022(citado 8 mayo 2021). Disponible en: https://www.smysecret.com/blog/general/pulpitis-reversible-o-irreversible/

43. Pérez, Belén. Clínica dental Getxo. ¿Qué es la pulpitis reversible?Febrero 2022(citado 8 mayo 2021). Disponible en: https://belenperezdental.com/pulpitis-reversible/

44. Estudi Dental Barcelona. ¿Qué es la pulpitis reversible? ¿Cuál es sutratamiento? Noviembre 2017(citado 8 mayo 2021). Disponible en: https://estudidentalbarcelona.com/la-pulpitis-reversible-tratamiento/

45. Clínica Dental Ibi. Pulpitis reversible y pulpitis irreversible. Julio 2017(citado 8 mayo 2021). Disponible en: https://www.clinicacimeribi.com/pulpitis/

46. Hennessy Bernard J. DDS, Texas A&M University, College of Dentistry, Revisadomédicamente. Pulpitis. mar. 2021(citado 8 mayo 2021). Disponible en: https://www.msdmanuals.com/es/professional/trastornos-odontol%C3%B3gicos/trastornos-odontol%C3%B3gicos-comunes/pulpitis

47. Dr. de la Cruz, Javier. Pulpitis reversible: qué es y cómotratarla. marzo, 2022. (citado 8 mayo 2022). Disponible en: https://www.bordonclinic.com/pulpitis-reversible-que-es-y-como-tratarla/

48. IOM Dental, Endodoncia, Odontología General.Tratamiento de la pulpitis reversible. 2019(citado 8 mayo 2021). Disponible en: https://iomdental.es/blog/tratamiento-de-la-pulpitis-reversible/

49. Dr. Pardiñas López, Simón. ¿Qué es la pulpitis y cómo se trata? 2022. Disponible en: https://gacetadental.com/2022/11/que-es-la-pulpitis-y-como-se-trata-37885/

50. Revista Cubana de Estomatología. oct.-dic 2018(citado 8 mayo 2021);49(4): [Aprox. 8 pp.] Disponible en:http://scielo.sld.cu/scielo.php?script=sci_arttext&pid=S0034-75072012000400004

51. Tratamiento de la pulpitis. Sanitas.es. 2023. (citado 8 mayo 2021).Disponible en: https://www.sanitas.es/sanitas/seguros/es/particulares/biblioteca-de-salud/salud-dental/caries-empastes/pulpitis.html

52. Guía de diagnósticoclínico para patologíaspulpares y periapicales. Versiónadaptada y actualizada del "consensus conference recommended diagnostic terminology".AsociaciónAmericana de Endodoncia, 2017. (citado 8 mayo 2021) Disponible en: https://www.iztacala.unam.mx/rrivas/notas/notas7patpulpar/revdefinicion.html

53. 53.Abreu, René. Pulpitis reversible: Una molestia dental. 2022. Rev. Odontol. 2022(citado 8 mayo 2021);vol5(7):[aprox 5 pp.] Disponible en: https://www.odonton.es/pulpitis-reversible-una-molestia-dental/

54. Villasana, Arelys. PatologíaPulpar y suDiagnóstico. Venezuela: Universidad Central de Venezuela, 2018.

55. Autor y Titloarticulo. Rev CubanaEstomatol.Mayo-ago 2017 (citado 8 mayo 2021);39(2): [aprox 6 pp.]. Disponible en: http://scielo.sld.cu/scielo.php?script=sci_arttext&pid=S0034-75072002000200005

56. González Escobar, Raimara. Centro de InformaciónFarmacéutica. Eugenol: propiedadesfarmacológicas y toxicológicas. Ventajas y desventajas de suuso. RevistaCubana de Estomatología. Agosto 2019(citado 8 mayo 2021). Disponible en: https://pesquisa.bvsalud.org/portal/resource/pt/lil-351649

57. Pérez Martínez, Aarón. Guerrero Ibarra, Jorge. Celis Rivas, Luis. Efecto del eugenol residual en los conductosradicularessobre la adhesión de endoposteslumínicosprefabricados, cementados con resinacompuestaRev. Odont. Mex.

ene. /mar.2016(citado 8 mayo 2021);18(1): [aprox 6 pp]. Disponible en: https://www.scielo.org.mx/scielo.php?script=sci_arttext&pid=S1870-199X2014000100003

58. Guzmán JRM, Pantoja GV Eugenol: material de uso dental con riesgo de toxicidad local y sistémica. Disponible en:https://www.medigraphic.com/cgi-bin/new/resumen.cgi?IDARTICULO=26021

59. Katz J, Melzack R. Measurement of pain. SurgClin North Am. 1999; 79:231-52.

60. Jiménez Zúñiga Luis A. Dolor pulparagudo. Consideracionesanatomofisiológicas. Universidad Central de Venezuela[Internet]. 2014: [citado19abril 2021]. Disponible en: http://www.carlosbóveda.com/ odontolofolder/ odontologoinvitado 41htm.

61. RuizdeGopegui,J.,H. Fabra.Fracasoendodónticosincausaaparente. Rev Endodoncia. 2017:20(4):250-7.

62. Zúñiga Delgado A, Gaviria Delgado, AS. Prevalencia de lesionespulparesenpacientestratados con Endodonciaen la clínica. Odontológica de la Escuela de la Universidad del Valle. Rev. Colombiana. 2016:12.

63. Portal Macías LG. Comportamiento del servicio de urgenciasestomatológicasen la clínica "Pedro Celestino Aguilera González" del municipio Playa. RevHabCienciasMéd [Internet]. 2018 [citadoAbr 2022]; 12(1): [aprox. 10 p.]. Disponible en: http://www.bvs.sld.cu/revistas/rhab/vol_12_1_13/rhcm10113.htm

64. Fernández Cortina TJ. PatologíasPulpares y tratamientosendodóncicosendientesprimarios. Estudio de casos. Universidad Central de Venezuela. Facultad de Estomatología. [Internet]. 2015[citadomarzo 2018];171. Disponible en: http://saber.ucv.ve/jspui/handle/123456789/4054\

65. Quiñonez D. Patologíaspulpares y periapicalesmásfrecuentesenurgenciasen 2 clínicasestomatológicas. Rev CubanaEstomatol, 2016:37 (2):84-88.

66. Boltacz-Rzepkowska E, Laszkiewicz J. Endodontic treatment and periapical health in patients of the Institute of Dentistry in Lodz.Przegl Epidemiol;2017: 59(1):107-15.

67. Julio Barrancos M. Histopatologíadentaria. En: Operatoria Dental: Editorial MédicaPanamericana, 1999.p 260-262.

68. Pérez Ruíz AO, Ventura Hernández MI, Valverde Grandal O. Descripción de las propiedadesfuncionales del sistemanociceptivotrigeminal enrelación con el dolor pulpar. RevCubEstomatol [Internet]. 2015 Jul-sep [citadoAbr 2022]; 52(3): [aprox. 15 p.]. Disponible en: http://www.revestomatologia.sld.cu/ index.php/est/article/view/376/199

69. Sánchez Rodríguez R, Souto Román MC, Rosales Corría EN, PardíasMilán LC, Guerra López AM. Enfermedadesbucales que constituyenurgenciasEstomatológicas. MULTIMED [Internet]. 2015 [citadoAbr 2018]; 19(3): [aprox. 16 p.]. Disponible en: http://www.medigraphic.com/pdfs/multimed/mul-2015/mul153p.pdf.

70. Pigg M, Svensson P, Drangsholt M, List T. Seven-year follow-up of patients diagnoses with atypical odontalgia: A prospective study. J Orofac Pain [Internet]. 2016;27(2):151-64.

71. Montoro Ferrer Y, Fernández Collazo ME. Urgenciasestomatológicas por lesiones pulpares. Rev. CubanaEstomatología. Ciudad de La Habana. Oct.-dic. 2019;49(4):

<u>Anexos:</u>

<u>Anexo 2:</u>Formulario:

- Nombre:
- Edad: Sexo:
- Historia de la enfermedad
  actual:____

____

____

____

____

1- Intensidad del dolor

__ Leve

__ Moderado

__ Intenso

2- Naturaleza del dolor.

__ Provocado

__ Espontáneo

3- Forma de presentación del dolor.

__ Constante

__ Intermitente

4- Profundidad de la lesión:

__ 0.5 mm

__ 1.0 mm

__1.5 mm

__ 2.0 mm

5- Tiempo de remisión del dolor:

__ 96 h   __ No remite.

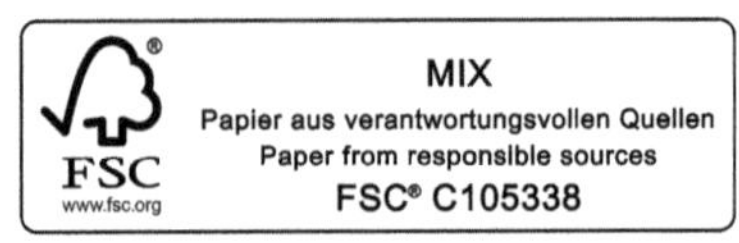

Printed by Books on Demand GmbH, Norderstedt / Germany